臨床倫理学

●

A.E. シャムー
F.A. キン-マウン-ギイ
............［著］

川 島 絋 一 郎
平 井 俊 樹
斉 藤 和 幸
............［訳］

朝倉書店

Ethics of the Use of Human Subjects in Research

Practical Guide

Adil E. Shamoo, Ph.D.
University of Maryland
School of Medicine
108 North Greene Street
Baltimore, Maryland 21201-1503

Felix A. Khin-Maung-Gyi, Pharm.D., M.B.A.
Chesapeake Research Review, Inc.
The Chesapeake Building
9017 Red Branch Road, Suite 100
Columbia, Maryland 21045

© 2002 Garland Science Publishing

All rights reserved. No part of this book may be reprinted or reproduced or utilized in any form or by any electronic, mechanical, or other means, now known or hereafter invented, including photocopying and recording, or in any information storage or retrieval system, without permission in writing from the publishers.

Authorized translation from English language edition pullished by Garland Science, part of Taylor & Francis Books, Inc.

訳者の言葉

 今からもう28年近くも昔の話になるが，自治医科大学薬理学教室に赴任したときのことである．研究室ならびに教室事務室にいくつかの標語が掲示されていた．そのうちの1つに「自己流でやっていませんか？　正しい（orthodox な）方法を身につけましょう」と書いてあったことが印象に残っている．科学において重要なことは結果の再現性である．「正しい方法」を採用していなければ，その結果を再現することは，自分はもとより，他人にはなお一層困難である．すなわち，ある実験結果を得て学説を提唱する場合に，「正しい方法」に基づいて得られた実験結果を根拠にしていなければ，国内はもとより，国際的にも議論が嚙み合わなくなるのは自明のことである．

 近代化や国際化に対応するために，日本の文化土壌には存在しなかった多数のさまざまな制度や思想が諸外国から取り入れられてきた．それらの中には，うまく我が国に根づいたものもあるだろうし，また本来意図されていたものとは異なる形で根を下ろしてしまったものもあるであろう．ところで，2003年2月26日（水）付「朝日新聞」の科学・医療面に「医の倫理委，透明さ『？』」という記事が掲載されていた．その中で，研究の安全性や倫理面をチェックする大学医学部の倫理審査委員会の役割が重みを増していることが指摘されている．倫理審査委員会の設置，役割，委員会構成などを含めた我が国の指針はあるが，その運営は施設ごとに任され，さらに審査の質にばらつきがあり，十分な審査ができていないなどの批判のあることが明らかにされている．この記事は，我が国が外国から取り入れた医学における倫理審査制度の正しい理解と運用に疑問を投げかけたものである．そこで，我が国の指針自体が諸外国で本来意図されているものと合致しているかどうかについても，一度考えてみる必要があろう．

 ヒト被験者を使用する研究は，何も医学分野に限定されるものではなく，薬学，

体育学，教育学をはじめさまざまな分野で行われている．さらに，最近では視聴者が被験者としていろいろな実験的食事や運動に参加するテレビの健康番組などもあり，そこにも倫理的危うさが感じられる．しかし，医学的研究に限定したとしても，果たしてわれわれは倫理問題を正しく理解して，正しい行動をしているのであろうか？　少なくとも私自身に関しては，これまで研究倫理問題について正規の学習をしたことはなかった．その上，文献や書物を読んだこともなかった．手っ取り早い方法として，近隣の大学や自校の研究倫理規程を読んでみた程度であった．このような私のしてきた研究倫理への対処法は，まさに「正しい方法」とはかけ離れたものであった．研究倫理問題を正しく理解して，倫理的に行動するためには，それが発祥したところから「正しい考え方と方法」を学習することが必要である．

　幸いにもこの度，シャムーとキン−マウン−ギイによる"*Ethics of the Use of Human Subjects in Research*（臨床倫理学）"に遭遇した．本書の内容と量は，研究倫理問題を初歩から学習するためには最適であることが直感できた．本書は，大学，研究施設および企業において倫理審査に関係している人たちには必読書といえよう．また，医学，薬学，看護学方面の学生ならびに教員，臨床研究コーディネーターを目指す人たち，看護師，あるいは医師，さらには法曹界の人たちには，本書が研究倫理問題を正しく理解するための一助になるものと信じて翻訳を思いついた．

　我が国の多くの大学のシステムでは，学長（学部長）が倫理審査委員会のメンバーを指名している．本書によれば，ここまでは問題はなかろう．しかしながら，研究計画に対する倫理審査申請書を学長（学部長）に提出するようになっている大学もあるようである．さらに多くの大学では，学長（学部長）が，①倫理審査委員会にこの申請書の審査を依頼し，②審査結果の報告を受け，③審査結果を申請者に，承認，変更または却下に分類された形式で伝達する方式が採用されているようである．本書によれば，学長（学部長）に申請書を提出するこの形式に早くも問題がある．その上，倫理審査委員会の審査結果に，さらに学長（学部長）が変更を加えることができるようにしている大学もあると聞いている．もしその

ようなシステムが採用されているとすれば，我が国においては研究倫理問題が正しく理解されていないことの証左となるものである．最近「ここは日本なのだから，日本独自のやり方がある」という発言を聞くことがある．しかし，こと研究倫理問題に関しては，それは間違いである．研究倫理問題への誤った対処は，被験者を危機に陥れる可能性が高いことから，本書に紹介されているような方法が採用されるに至ったことを認識してもらいたい．倫理審査委員会は単なる諮問委員会ではない．学長（学部長）が倫理審査委員会の結論に変更を加えることができるシステムは，恣意的裁量権の行使により被験者を更なる危険に陥れる可能性を内包するものである．ここは偏見を廃し，正しい研究倫理を学習して，世界の認める倫理的研究活動を実施するように努力することが賢明であろう．すなわち，倫理審査委員会の独立を尊重し，被験者の保護に関して研究者を監督する権限と責任を倫理審査委員会に付与することである．

　共訳者および出版社の方々から臨床研究へのヒト被験者の「使用」という用語に違和感があるとのご指摘をいただいた．ヒト被験者の「参加」とした方が，穏やかで，差し障りがなく，免責的に響くのは確かである．しかしながら，実態においては，両者間に何らの違いもない．原著では"The use of human research subjects"となっている．施設内審査委員会（IRB），研究者およびスポンサーがヒト被験者を「使用」するという自覚と緊張感をもって，被験者の人権と福利の保護を最優先した配慮をしながら研究を遂行することを，原著者は期待しているものと解釈して，「使用」を採用することにした．また被験者となる人は，臨床研究に「使用」されることを認識し，その社会的および個人的意義，ならびに自己に対する利益と不利益を十分に考慮して，自分自身で決断して研究への登録を行なうことが期待されている．その意味からも「使用」とすることとした．

　共訳者として，行政側においてご活躍された平井俊樹氏および現在ご活躍中の斉藤和幸氏のご協力を得て最善を尽くしたつもりである．しかしながら，浅学非才を省みず，私が本書の翻訳を思い立った点を重々お詫び申し上げなければならない．意味不明な箇所や諸所に点在していると思われる翻訳の誤りは，すべて私の責任である．機会が与えられるならば，できるだけ訂正していきたいと思って

いる．そのために読者諸氏からのご叱正ならびにご批判をお願いする次第である．

最後に，参考として日本医師会訳の「ヘルシンキ宣言」を収録させていただいたことを記して日本医師会に謝意を表したい．
（川島紘一郎）

旧厚生省勤務中 GCP（good clinical practice，医薬品の臨床試験の実施基準）の整備に係わった際に，これは日本のカルチャーを変えるものだなと感じた．だとすれば定着するまでに10年や20年はかかるだろうと思った．

先輩でもあり恩師でもある川島先生から，この本の翻訳のチェックをしてくれないかとのお話があったので軽い気持ちで引き受けてしまった．予想はしていたが，カルチャーのズレを調整するような仕事だから，なかなかいい訳語が見つからなくて苦労した．まだ定着していない分野であるので，今後用語も変わっていくと思われる．現在省令や通知などで使われている用語はできるだけそれに合わせた．「医療用具」については，平成17年度から「医療機器」と呼ぶことになっているので少し先取りした．

お忙しい業務の中で，短期間にこれだけの本を翻訳してしまう川島先生の精力に感心しながら，私も勉強することができた．ちょうどいいサイズにまとめられた本である．アメリカでも「倫理」についてはこれだけ苦労したということを知って，日本のルールの中でも「倫理」をよく理解して仕事に生かして欲しいと思う．
（平井俊樹）

病院薬剤師として勤務していた頃にIRB事務局の仕事を手伝ったことがある．当時のIRBにおける審議の中心は治験薬の有効性に関するものであり，倫理面についての議論は少なかったように記憶しているが，当時の治験水準としては妥当であったと考えている．しかし，1989年に臨床試験に関するガイドラインが通知され，また，1997年には厚生省（現厚生労働省）令としてGCPの法制化が行われた今日，当時を振り返ってみると，特に倫理的な部分に関するフォローが十分ではなかったのかもしれないとの考えもある．

一方，医薬品開発のための臨床試験計画作成の際に，プラセボ（偽薬）を対象

訳者の言葉

とした臨床試験の実施の可否について古くから議論されている．患者にプラセボを投与し治療の機会を逃させることは「倫理的」に不適切であるとする意見と，プラセボよりも有効であるかを検証しておらず，また副作用についてはプラセボより多く発現すると考えられる薬剤を，しかも有償で患者に投与することは「倫理的」に不適切であるとする意見の両方が存在する．どちらの意見もある意味間違っておらず，見方の違いで「倫理」はいかようにも解釈されうるものであると考えられ，臨床試験を実施する場合においては，まさしく「適切な」判断が要求される．そういう意味から本書の翻訳に興味を持ちお手伝いさせていただいた．本書が人の生命に関係する職業の方々，またはこれから関係する学生の方々などに「倫理の考え方の指針」として活用していただけると幸いである．

（斉藤和幸）

はじめに

　過去15年間，アメリカの大学において研究中に起こってしまった重大な倫理問題が違法行為として報道の見出しとなり，国民の注目が集まってきた．研究者が告訴されたこともあり，データの偽造，剽窃，あるいは研究におけるヒト被験者の乱用のために有罪となった場合もある．最近，遺伝子治療試験において18歳の被験者が死亡した事例があった．

　国民の科学研究体制に対する信頼が根底から覆えることを多くの人たちが心配している．現在の説明責任が重くなった状況下において，報道機関だけでなく，議会および国民からも科学研究企業全体に対する詮索が強まっている．

　議会での公聴会，法的改善処置の提案，利害の対立を解消するための連邦監督機関からの取り締まりと指導が行われてきた．さらには，研究における違法行為を処理するための研究機関独自の方針作成，関連した多様な問題に関する全国会議，研究の整合性に関する委員会（Commission on Research Integrity）の創設，最近の国家生物倫理勧告委員会（National Bioethics Advisory Commission, NBAC）による継続審査，研究におけるヒト保護のための国家勧告委員会（National Human Research Protections Advisory Committee, NHRPAC）の設置，倫理問題を討議するための大学における非公式な公開討論会に加えて，大学教育の中において研究倫理コースを設置する事例も増えてきた．

　現時点では，研究におけるキャリアを目指す医療職および医療関連職についている人たちに対して，大学における研究倫理コースは必修にはなっていない．しかしながら，研究プロトコール中におけるヒト被験者の使用に関連した研究倫理コースの数が特に増えていることは明らかである．ここ数年間，国立衛生研究所（National Institute of Health, NIH）から補助金を受けている学生およびフェロー等の研修生はすべてが，研究倫理に関連した問題を経験することが要求されてい

る．さらに，研究の整合性に関する委員会は，国から資金援助を受けた研究に携わる人は，全員が責任ある倫理的研究活動について研修を受けるべきである旨を勧告してきた．研究においてヒト被験者を保護するためのくさびとなる施設内審査委員会（institutional review board, IRB）も，広く法的議論の議題となってきた．その中には，ごく最近になって NBAC から提案された IRB 組織全般の改造に関する勧告が含まれている．

しかしながら，研究におけるヒト保護のための事務所（Office for Human Research Protection, OHRP）の所長であるグレッグ・コシ博士が繰り返し勧告しているように，ヒト被験者保護の問題が発生したときには，参加者保護に関する問題は臨床試験に携わっている人たちすべてに責任がある．すなわち，IRB をはじめとして，スポンサー，スポンサーの代理人，研究現場，および医療施設の管理者たちにも責任がある．

研究におけるヒト被験者の適切な使用に関して，多くのワークショップ，ミニコースおよび講習会が行われている．その上に，ヒトを使用する研究に従事するスタッフの研修と教育を制度化するための法律，規制およびガイドラインがいくつか起草，提案されている．すべての政党間で，この分野における研修と教育の必要性に関してほとんど意見の相違はない．

予想どおりに，2000 年 5 月 23 日にドナ・シャララ厚生長官は，「厚生省（Department of Health and Human Services, DHHS）は研究に登録されるヒト被験者の保護を強化する新しい法律を検討する方針である」ことを発表した．厚生長官は罰金額を 100 万ドルにまで引き上げることを提案した．さらに重要なことは，2000 年 6 月 6 日にシャララ長官が，「DHHS はこの日を以って，ヒト被験者の研究への使用に関連した倫理に関して，すべての臨床研究者が研修と教育を受けることを要求する」と発表したことである．その上に，以前の「研究における危険からの保護のための事務所（Office for the Protection from Research Risks, OPRR）」を，新たに「研究におけるヒト保護のための事務所（Office for Human Research Protection, OHRP）」に改組すると発表した．OHRP は長官官房内に設置されている．

大学側も，研究におけるヒト被験者の使用に関する倫理に関連した研修プログラム，あるいはその他の経験から得た知識の面において支援を提供して，学習教材および学習方略の必要性を認めて前向きに対応している．『臨床倫理学』と命名された本書は，この必要性に応じるために企画されたものである．本書は，問題となっている倫理問題に対する実務的な手引きとなるものである．研究倫理に関する全般的な議論に始まって，IRB での審査過程を補強するための倫理要件の説明に重点を置き，IRB の承認の受け方を通じて，倫理裁定のためのプロトコールの作成のような項目にも言及している．

『臨床倫理学』は，主として，IRB メンバー，プロトコール中にヒト被験者が関係している研究を行う研究者，そのスタッフ，および学生のためのものである．本書は，それらの対象者の研修のための基礎教材としても役立つし，またすでに設定されている研究倫理関連コースを補完するものともなるであろう．非公式に，研究倫理の教育を目指す研究教育者にとっても，本書が有用であることが分かるであろう．

この初版の中に間違いがあれば，お詫びを申し上げる．どうかご気軽にご意見や，ご助言を以下のところへお寄せいただきたい．Adil E. Shamoo, PhD, Department of Biochemistry and Molecular Biology, University of Maryland School of Medicine, 108 North Greene Street, Baltimore, Maryland 21201-1503；e-mail：ashamoo@umaryland.edu（AES のみ）．

謝　辞

本書の出版に当たり，いつも貴重なコメントとご意見をお寄せ下さった Chesapeake Research Review 社の Mathew Whalen 博士に感謝の意を表したい．原稿にコメントやご意見をお寄せいただいた Ms Terry Gyi，および Johns Hopkins School of Hygiene の前教授 Zoltan Annau 博士にも感謝する．

著者紹介

アディル・E・シャムー（Adil E. Shamoo, PhD）

シャムー博士は，30年以上にも及ぶ実験室での研究経歴をもち，生物物理学，生化学，倫理学，科学および社会政策の分野において200報以上もの論文を発表している研究者である．13冊もの本の著者，共著者，編集者，あるいは共同編集者でもある．博士は，ボルチモアにあるメリーランド大学の生化学および分子生物学講座の教授で，前主任教授であった．応用職業倫理学（applied professional ethics）の大学院課程のメンバーでもあり，またメリーランド大学生物医学倫理センターにも所属している．特許審査講座，およびバイオテクノロジーにおける規制問題講座への出席証明書ももっている．

2001年にシャムー博士は，応用研究倫理全米協会（Applied Research Ethics National Association, ARENA）のIRB専門家認定協議会（Council for Certification of IRB Professionals）から，IRB専門家認定（certification of IRB Professionals, CIP）を受けた．博士は，倫理問題，科学，責任ある倫理的研究活動，および研究におけるヒト保護に関連するコンサルタントを務めている．彼は，研究における倫理問題と社会政策に関連した8つの国際会議において議長を務めた．ここ3回，すなわち，1995年，1998年，および2000年における会議では，研究におけるヒト被験者の使用が議題であった．博士は，議会の委員会および国家生物倫理勧告委員会（National Bioethics Advisory Commission, NBAC）において，この問題に関する証言を行なった．1995年から1998年まで，研究における判断能力障害者保護の立法化を提案するためのメリーランド州司法長官のタスクフォースを務めた．また全国精神障害者連合会の理事のときに，1997年の精神障害者の研究への登録に関する倫理綱領の筆頭執筆者を務めた．さらに博士は，現在，国立の研究および博愛組織 Friends Research Institute の理事である．過去には，地域，州・国家レベルの多くの委員会および協議会において委員や会長を務めた．

シャムー博士は，1988年に *Accountability in Research* 誌を発刊し，編集長を務めている．彼は臨床研究倫理について世界中で講演してきた．さらに，たとえばフランスのパ

リにある政治問題研究所や，東カロライナ大学の客員教授を務めている．倫理学，科学，および社会政策分野における彼の現在の興味は，倫理と社会政策，客観性と利害の対立，および特に精神障害者をはじめとするヒトの研究への使用に関して，研究の実施基準（good research practices）を策定することである．1991年以来，シャムー博士は大学院学生に対して責任ある倫理的研究活動に関する教育を行ない，ヒト被験者を使用する研究における倫理問題に関するワークショップを開催してきた．彼は全国紙に専門家として引き合いに出されたり，しばしば地方や全米のラジオおよびテレビジョン番組で大々的に取り上げられてきた．

2000年12月にシャムー博士は，研究におけるヒト保護のための国家勧告委員会（National Human Research Protections Advisory Committee, NHRPAC）の委員に指名された．

フェリックス・A・キン-マウン-ギイ （Felix A. Khin-Maung-Gyi, PharmD, MBA, CIP）

15年以上もの間，キン-マウン-ギイ博士は，コンサルタントとして活動してきた．また研究ユニットとプロジェクトの管理をはじめとして，専門能力開発の分野で活躍してきた．海外に出張したり，居住したりして国際的にも働いてきた．博士は，私企業および大学の両方において，臨床科学者や研究計画の指導者としての役割も果たしてきた．また，大学のメディカルセンターの施設内審査委員会（institutional review board, IRB）の再構築や管理を行なってきた．研究プロジェクトの管理と調整に加えて，その他の分野では研究におけるヒト被験者の保護，医薬品の副作用調査，および企業，政府，大学ならびに非営利組織における分野間協力が彼の専門に含まれる．彼は，IRB公開討論会の議長および特別調査委員会委員，主任研究者認定，臨床研究専門家協会，応用研究倫理全国協会のIRB・IEC（independent ethics committee，医療機関内倫理委員会のこと）専門家認定のための理事会メンバーなどに専門家として任命されている．彼はまた *Clinical Trials Advisor* 誌の編集委員でもある．最近，ギイ博士は，全米応用研究倫理協会のIRB・IEC専門家認定協議会によって，IRB専門家として認定された最初の，そして唯一の独立IRBの代表者となった．これまでに，彼は（国内および国外の）薬学関係，医学関係，およびヘルスケア施設で働いてきた．ギイ博士は最近まで大学のメディカルセンターにおいて大学教員としても務めてきた．全国専門家会議から治験研究者学

会に至る公開討論会においては，しばしば講演者，司会者，およびパネリストを務めてきた．

ギイ博士は，最近，あるいはこれから刊行される以下に挙げる出版物の共著者でもある．*DIA Journal* 誌の「IRB のための電子データ収集の問題：事務局および規制側の問題」，『臨床倫理学（*Ethics of the Use of Human Subjects in Research*）（本書のこと）』，『患者募集のための手引き：今日の最善の実施法および実績のある方策（*A Guide to Patient Recruitment：Today's Best Practices and Proven Strategies*）』の中の 1 章，「今日の患者募集における倫理と秘密保持に関する問題点」．彼はまた『臨床試験におけるインフォームドコンセントのための完全ガイド（*The Complete Guide to Informed Consent in Clinical Trials*）』の新版の専門家パネルメンバーであり，寄稿もしている．

彼はドーカン大学から PharmD ［訳者注：アメリカにおいて 6 年制の過程を修了して薬剤師となったひとたちの称号で，Doctor of Pharmacy の略．MD（medical doctor, 医師）に対応するもので，薬学博士 Ph.D.とは異なるもの．日本にはまだこの制度は存在していない］の学位を授与され，ロヨラ大学（メリーランド州）から MBA（管理プログラム）を取得している．彼は小児科および一般内科の両科において臨床薬学のレジデントを修了し，医薬品開発，規制および医学研究の分野において大学院研究を行なった．薬学部における学生時代には，微生物学の研究に熱中した．

博士が 1993 年に創立した会社は，2000 年に優良企業賞（Blue Chip Enterprise Award）（アメリカ商工会議所後援）を獲得した．前年には，成長と著明な成果を上げた会社のために Deloitte and Touche が後援するプログラムの Fast 50（地域）および Fast 500（全国）の両方のリストに彼の会社が掲載された．

略　語　表

ADR: adverse drug reaction　薬の副作用
AE: adverse event　有害事象
AMC: academic medical center　大学のメディカルセンター
CFR: Code of Federal Regulations　連邦規則
CRO: clinical research organization　臨床研究組織
　［訳者注：日本では開発業務受託機関（contract research organization）がCROと省略されている］
DHHS: Department of Health and Human Services　厚生省
DSMB: Data Safety Monitoring Board　データ安全性監視委員会
FDA: Food and Drug Administration　食品医薬品庁
FWA: Federal Wide Assurance　連邦広域保証
ICH: International Council on Harmonization　日米EU医薬品規制調和国際会議
IND: investigational new drug　治験薬
IRB: institutional review board　施設内審査委員会
NBAC: National Bioethics Advisory Commission　国家生物倫理勧告委員会
NHRPAC: National Human Research Protections Advisory Committee　研究におけるヒト保護のための国家勧告委員会
NIH: National Institute of Health　国立衛生研究所
OHRP: Office for Human Research Protection　研究におけるヒト保護のための事務所
OPRR: Office for the Protection from Research Risks　研究における危険からの保護のための事務所
PPRA: Protection of Pupil Rights Amendment　生徒の権利改正保護法
SRO: site reseach organization　治験施設支援機関
　［SMO（site management organization）が同様な意味で使用されることがある］
SSP: Special Standing Panel　特殊事情委員会

目　　次

1. 研究倫理入門 ………………………………………………………… *1*
　　倫理原則 …………………………………………………………… *5*
　　　人権の尊重　*9*／　善　　行　*10*／　危害を加えない　*11*／
　　　公　　正　*11*
　　研究における倫理とリーダーシップ …………………………… *12*

2. 倫理的意思決定のためのプロトコール作成 ……………………… *19*
　　ニュルンベルク綱領 ……………………………………………… *21*
　　ヘルシンキ宣言 …………………………………………………… *21*
　　ニュルンベルク綱領前後のアメリカにおけるヒト被験者を用いた実験 …… *22*
　　国家諮問委員会 …………………………………………………… *23*
　　倫理的意思決定のための研究プロトコール …………………… *24*
　　倫理分析 …………………………………………………………… *27*

3. 現行の連邦規則，厚生省，および食品医薬品庁 ………………… *35*
　　DHHS 規則 ………………………………………………………… *39*
　　　保　　証　*40*／　継続審査　*40*／　免　　除　*41*／
　　　DHHS への報告　*41*
　　FDA 規則 …………………………………………………………… *41*
　　データ安全性監視委員会 ………………………………………… *45*

4. インフォームドコンセント ………………………………………… *49*
　　インフォームドコンセントの要件と問題 ……………………… *54*

インフォームドコンセント取得に係わる要件 ……………………… *55*

5. 施設内審査委員会 ………………………………………………… *66*
　　背　　景 ………………………………………………………………… *67*
　　現　　状 ………………………………………………………………… *68*
　　IRB の役割に関する問題 ……………………………………………… *70*
　　IRB の構成と活動 ……………………………………………………… *73*

6. 利 害 の 対 立 …………………………………………………………… *80*
　　公衆衛生局 ……………………………………………………………… *82*
　　施設内審査委員会と利害の対立 ……………………………………… *82*
　　臨床研究者の金銭情報開示に対する食品医薬品庁の要求 ………… *85*
　　厚生省暫定ガイダンス ………………………………………………… *85*
　　国家生物倫理勧告委員会報告書と利害の対立 ……………………… *87*

7. 判断能力障害者の臨床研究への使用 ………………………………… *92*
　　国家生物倫理勧告委員会報告書 ……………………………………… *97*
　　認 知 障 害 ……………………………………………………………… *98*
　　判断能力障害者の登録 ………………………………………………… *99*

8. 小児の臨床研究への使用 ……………………………………………… *104*
　　食品医薬品庁の新しい指示 …………………………………………… *105*
　　危険の分類 ……………………………………………………………… *106*
　　小児の同意 ……………………………………………………………… *109*
　　学校における研究 ……………………………………………………… *110*

9. 受刑者の臨床研究への使用 …………………………………………… *114*

10. ヒト被験者を臨床研究に使用するための承認取得手続き ……………… *119*
   相互交渉の問題と陥穽 ……………………………………………………… *120*
   IRB はどのような情報を必要とするか，そしてその理由は ……………… *124*
   継 続 審 査 ……………………………………………………………………… *127*
   研究者はどのようなときに別の IRB を使用することができるか ……… *128*
   監督の特別要因 ……………………………………………………………… *129*
      問題の理解　*129*／　不正行為と研究実施にまつわる煩わしさ　*130*／
      不正行為と臨床研究企業が直面する重圧　*133*／　不正行為　*134*

問 題 解 答 ……………………………………………………………………… *139*

付　　録
   ヘルシンキ宣言 ……………………………………………………………… *141*
   参考となる主な法令，指針，行政機関の URL ……………………………… *146*

索　引 …………………………………………………………………………… *147*

1. 研究倫理入門

　生物医学および社会科学分野における基礎および応用知識の発展には，ヒト被験者の研究への使用が非常に重要である．病気と闘い，健康の増進を図る目的で新しい治療法を試験し，開発するためには臨床研究におけるヒトでの試験が必要不可欠である．

　10年以上も前から，臨床試験を通じてヒト被験者が試験に参加する機会が増えてきた．また同様に倫理問題も増大している．以下に述べるさまざまな要因のために，より一層多くの研究が行われるようになって倫理問題に関する懸念も増大してきた．

- 先進国において高齢化が進行し，さらに一部の発展途上国においても寿命が延びたこと
- 北アメリカ，ヨーロッパおよび日本，特に先進国において医療および医療保険に対して社会政策の関心が集中したこと
- 報道機関を通じて国内および国際的に公表されているように，特に先進国と発展途上国との間の相互関係の面から，研究における危険が広く国民に知れわたったこと
- 健康関連の研究に対するアメリカ政府からの資金援助が増大したこと
- アメリカでは過去15年あまりの間，民間からの臨床研究に対する資金援助が増大し，この分野の研究に対する政府からの資金援助を上回っていたこと

　ヒト被験者の研究への使用は，病気の治療と予防，国民の健康および社会福祉の増進に重要な役割を果たしている．しかしながら，多くの被験者には元来虐待を受けやすい弱みがあるために，特に（たとえば，慢性疾患や，あるいは判断能力に影響を及ぼす）深刻な病気をもつ被験者において，企業，政府の規制，および倫理面から，かなり重大な問題が起こっている．

本章では，道徳，カント哲学，および功利説を含めて，関連する倫理理論を簡単に概説する．これらの倫理理論から，個人の尊厳および人権の尊重，善行（良いことをする），危害を加えない，および公正の4原則が導き出されてくる．

倫理原則の遵守は，社会にとって重要であるだけでなく，新しい治療法や改良した治療法の開発を継続するために必要不可欠な国民の信頼を維持するためにも役立つものである．研究者は，社会の指導者としての将来への展望，指導力およびリアリズムを兼備していることに加えて，道徳的価値観を発展させることも期待されている．

> **学習項目**
> ●研究にヒト被験者を使用する必要性
> ●過去20〜30年間における研究の空前の増大
> ●研究へのヒト被験者の使用における倫理の記念碑としてのニュルンベルク綱領（1947年）
> ●基本倫理理論
> ●最も一般的に使用される倫理原則
> ●指導者としての研究者の特質

近代科学は，継続的な新知識の獲得に基盤を置いている．現在では，主として，多数の研究者が参加し，非常に頻繁に，大規模に，組織的に編成された研究活動を通じて，新知識の獲得が行われている．

少なくとも過去100年間にわたり，国家防衛，経済，教育，環境，および医療の進歩に研究が重要な役割を果してきたことが文献的にもよく証明されている．これらの進歩により，経済に競争力をつける新技術や技術革新，および患者の診断や治療のための新しい機器類や医薬品が生み出されてきた．たとえば，アメリカにおける研究と開発のための全支出額は，年間1700億ドルを超えている．連邦政府からの資金援助はこのうちの半分以下にすぎない．

アメリカにおいては，第二次世界大戦後から，研究に対する公的資金援助が非常に大きく増大し始めた（STAE, 1989; Shamoo, 1989）．研究成果として得られた知識が，第二次世界大戦の結末に，重要で，決定的な影響を及ぼしたことから，研究の重要性が認識されるようになってきた．アメリカ政府は，たとえば，農業，医学，および科学全般にわたる多分野において，大学の科学者たちに研究資金や契約という形で，研究のための資金援助を開始した．これは，主として大学の科学者たちによる研究や，メリーランド州ベセスダにある国立衛生研究所（National Institute of Health, NIH）の連邦政府施設内で行われた研究がとてつもなく増大した結果によってもたらされた，生物医科学分野の研究および知識にとっての新時代であった．特に1980年代中期から，政府に加えて，産業界は生物学研究に対する研究資金を劇的に増大させてきた．

個人で，あるいは共同研究という形式で開始したとしても，研究は常に社会および政治との関連の下で実施されている．したがって，社会的優先順位によって，資金援助をする研究の種類が決定される．研究者たちは客観的妥当性を求めて努力をしてはいるが，社会的倫理問題が研究目的や研究方法に絡み合っている．支持を得るためには，研究者たちは国民の信頼を得て，それを維持する必要がある．

最近研究倫理に関連して話題になった研究逸脱行為で，大きな注目を集めた出来事がある．例として，殺虫剤の使用，大気汚染，放射線照射，第二次世界大戦前および大戦中に行われたヒトへの残虐行為などを挙げることができる．ヒトへ

の残虐行為には，アメリカにおけるタスキギー実験や，第二次世界大戦前および大戦中にドイツと日本の科学者たちが行った実験が含まれている．第二次世界大戦後における産業，特に生物医学産業の急成長，およびより最近のバイオテクノロジーの成長により，特に倫理問題がらみで，研究の実施がますます複雑になってきた．大部分の研究者たちは，研究に対する産業界からの資金援助を歓迎したけれども，商業的側面からも倫理問題を考慮する必要に迫られるようになった．

アメリカ国内において，また国際的にも研究活動がさかんになったことから，実験対象としての動物とヒトの使用が大いに増大した．もしも新医薬品を，最終的にはヒトに使用する予定であれば，研究にヒトを使用することが要求されている．このことを，すべての当事者（すなわち，患者，家族，研究者，および関連企業）が理解することがきわめて重要である．もしも国民の信頼が崩れると，研究におけるヒト被験者の使用が減少し，医薬品の開発に支障をきたすことになるであろう．もしも新薬が市場に出なかった場合には，絶望した患者は試験もされていない，効能も実証されていない化学物質や薬を使用して，ますます健康を損なうことになるであろう．

われわれの健康と社会福祉に貢献するためには，臨床研究に従事する人たちすべてが倫理的手法によってヒト被験者を使用することができ，また倫理的に実施しなければならないという結論に，到達するはずである．

第二次世界大戦時にナチの「研究者たち」は，受刑者を実験に使用した．その大部分がユダヤ人や，知的障害者と精神病患者であった．そして，その事実がニュルンベルク裁判において明らかになったときには，世界の良心を震撼させることとなった．ニュルンベルク軍事法廷は，人間に対するそのような野蛮な行為を強く非難し，現在ではニュルンベルク綱領（ACHRE, 1995）として知られている，ヒトを使用する研究に対する行動規範を発表した．残念なことにアメリカにおいても，スケールの点ではナチよりも小さいけれども，第二次世界大戦前に，さらに困ったことには大戦後においても，ヒト研究被験者の虐待が発見されている．

ニュルンベルク綱領は，ヒト被験者の研究への使用に対する厳しい条件を規定した．第一の，そして不朽の原則は，「ヒト被験者の自発的な同意が絶対に必要

不可欠である」という点である．さらにニュルンベルク綱領は，被験者が十分な説明を受け，強制や脅迫されることなく，そして研究に付随する危険と利益を理解していなければならないとした要件を強調している．

1964年にフィンランドのヘルシンキで開催された世界医師会において採択されたヘルシンキ宣言（付録として巻末に掲載）は，ニュルンベルク綱領を手本としている．それ以来6回の改定が行われている（全体の参考として，Beauchamp and Childress, 1994; ACHRE, 1995; Veatch, 1989 を参照のこと）．ヘルシンキ宣言は，研究におけるヒト被験者の保護をさらに詳細に規定しており，治療的研究と非治療的研究とを区別している．

倫 理 原 則

われわれの社会には，「倫理（ethics）」という言葉に対して，少なくとも2つの異なる意味が存在する．倫理という言葉は，最初の意味では，正しい行為と悪い行為とを区別する行動原則のことをいう．たとえばニュルンベルク綱領のような，特別な規範，綱領，または法律の中に，これらの原則が具体的に表現されていることがある．あるいは，社会的慣習，または規範（すなわち教訓）として，これらの原則が存在していることもある．ボーシャンとチルドレスは，以下のように主張して倫理と道徳を結びつけている（Beauchamp and Childress, 1994）．

　「道徳とは，（通常不完全ではあるが）安定した世論を構成するほどに広く共有されている人間の正しい行為と悪い行為についての社会的慣習のことである．他方，倫理とは，道徳と道徳論の両方を指す一般的な言葉である．」

言葉の第二の意味において，「倫理」とは，たとえば，哲学，宗教，法律，および社会科学のような人文科学によって伝統的に取り扱われてきた善悪に関する学問的研究のことである．倫理についての研究方法にはさまざまな方法がある．

- 規範倫理（normative ethics）
  行為の一般的な理論と原則を対象とするもの．
- 理論倫理（theoretical ethics あるいは meta-ethics）
  倫理の概念や理論の意味づけや正当化に関係したもの．

- 応用倫理（applied ethics）

    たとえば医学，あるいは臨床研究のような特殊な状況において発生する倫理ジレンマや問題．

- 叙述倫理（descriptive ethics）

    社会や世界中において，さまざまな人たちがもっている倫理意識や信念を記録したり，説明したりしようとする科学的な試み（Beauchamp and Childress, 1994）．

世俗的および宗教的支持の下に，倫理規範が発展してきた．医学倫理の最初の基盤は，2400年以上も昔のヒポクラテスの誓いとヒポクラテスの原則「まず危害を加えない」に起源を発している．ヒポクラテスの誓いは，医師は自己の「能力と判断」に応じて，最善を尽くし，患者の秘密を守るべきことを強調している（Veatch, 1989）．これが，医療において患者が判断（すなわち，自主性）を医師にゆだねることを意味する父権主義を助長してきたという批判がある．

およそ160年前のアメリカ医師会の倫理憲章から始まって，以後多くの改定を受けて，より新しい倫理規範が発展してきた（Veatch, 1989）．時代ごとに顕著な特徴があるのと同様に，まさに父権主義はこの倫理憲章の特徴でもあった．その後，大部分の医学専門団体が独自の倫理規範を作成してきた．

世俗的で，進歩的な哲学が，われわれの医学倫理の知識の中に入ってきた．たとえば，ロック，ジェファソン，およびマディソンのような歴史上の人物，さらにはアメリカ合衆国権利章典（The Bill of Rights）などの文書はすべてが，倫理を考える場合に，個人の権利（すなわち自主性）を重視させるための役割を果たしてきた．この権利章典は，多数派の横暴から少数派を保護する目的で書かれたものである．市民社会で生活するためには，いくつかの最低の権利は，多数派の意見に関係なく，保護されるべきことが強調されている．

研究における倫理原則に関連する現代専門用語は，倫理全般に関連しており，またソクラテス時代にまでもさかのぼる哲学基盤に起源を発している．人びとが自分のために，あるいは愛する人のために個人的な決断を下さなければならなくなったときに，倫理ジレンマが明白になる．実験室においてデータの整合性が話

題になったときだけでなく，臨床家あるいは研究者が標準治療よりも危険性が高いか，同等か，あるいは危険性がより低い新医薬品を用いて試験をしなければならないときにも，安全性をとるか，それとも有効性をとるかという意味で，研究者は倫理的難問に直面することがあろう．

道徳論の中で，最も関係深いものは以下の事項である（Beauchamp and Childress, 1994）．

1. 徳に基づく倫理

プラトンおよびアリストテレスの伝統に従って，美徳と有徳の生活を強調することによって，道徳倫理は行為そのものよりも行為者の人格に重点を置いている．一般的には，行為をその行為者から切り離すことは困難である．行為者は善人であるかもしれないが，行為の結果が悪い場合があるかもしれない．そのために，倫理行為者または代理人は，倫理作法に沿って行動するものと考えられている（人格倫理としても知られている）．これらの人格的価値観は道徳社会にとって重要である．最も頻繁に取り上げられる徳目は，思いやり，正直（真実をいう），信頼性，誠実，勇気，謙遜，自制，公正，および秘密保持である．研究者たちの行為が国民からの詮索を受ける受けないに関係なく，ヒト被験者を使用する研究との関連において，研究者の人格が重要である．その理由は，たとえ研究者の行為が詮索を受けることがないときにも，あるいは決して詮索を受けることはあるまいと考えられるときにも，「研究者たちは優れた人格の持ち主なので正しい行為をするはずである」と，社会は信用せざるを得ないからである．

2. カント哲学

この理論はドイツの啓蒙主義哲学者イマニュエル・カント（1724〜1804）によって体系づけられたものである．彼は，ある行為の善悪は，結果よりも行為そのものにあると考えた．人権（自主性）の尊重と，至上命令としてよく知られている普遍性（「もしもあらゆる人がこれをしたらどうなるか」）は，この倫理理論に由来する2つの原則である．結果よりもむしろ行為そのものを重視する倫理理論は，義務論的理論と呼ばれている．

3. 功利主義

この理論では，最大多数の人たちにとって，最大の（負に対立するものとして）正の結果を生むように人は行動するべきであると考えている．功利主義は，最初ジェレミー・ベンサム（1748～1832）とジョン・スチュワート・ミル（1806～1873）によって体系づけられた．ベンサムとミルは，功利の尺度として幸福を用いた．他の著者たちは，たとえば，好物に対する満足や経済的負担と利益のような，さまざまな功利の尺度を挙げてきた．医療やヒト被験者を使用した研究において広く用いられている危険対利益（費用対利益）分析は，この倫理原則に由来するものである．危険対利益分析において，われわれは個人に対する危険と比較しながら，ある行為の社会に対する利益を計測しているのである．しかしながら，無制限の功利主義的（費用対利益）分析法は，他の倫理原則を侵害する場合がある．

さらに別の倫理原則が歴史を通じて発展してきた．それらの中の1つは，古代ギリシャ時代，特にアリストテレスに端を発する自然法の原則である．生命，健康，および幸福は，当然良いものである．死，病気，および苦痛は，当然悪いものである．そのために，われわれの倫理行動は，当然悪いものに対して良いものを発展させることが要求されている．

もう1つの倫理原則は，イギリスの哲学者，内科医，および神学者であるジョン・ロック（1632～1704）によって説かれた自然権の原則である．ロックはすべての人びとが生命，自由，および財産の基本的権利をもっているはずであると説いた．アメリカの独立宣言と憲法に込められている原則はロックの哲学である．

現代の倫理原則は，大部分がこれら上記3つの道徳理論に由来するものである．たとえば，ベルモント報告書（Belmont Report）と呼ばれている報告書を提出した，生物医学および行動研究におけるヒト被験者の保護に関する国家諮問委員会（National Commission for the Protection of Human Subjects of Biomedical and Behavioral Research，単に国家諮問委員会（National Commission）として知ら

れている）の業績を含めた最新の応用倫理の議論の中における研究にも，現代の倫理原則を見つけることができるであろう（National Commission, 1979）．これは，倫理原則の歴史を反映しており，いまや特に臨床研究に応用されている以下の4つの原則の中に表現されている．
- 人権の尊重（自主性の尊重）．
- 善行（良いことをする）．
- 危害を加えない（悪行をしない）．
- 公正（公平と功利）．

人権の尊重（自主性の尊重）

　この重要な倫理原則は，アリストテレスおよびユダヤ教とキリスト教の「汝が欲するところを他人に施せ」という格言を，イマニュエル・カントが言い換えた基礎ともいうべきものである．人間を他人の目的のための手段としてのみ扱ってはならないと言い換えることができる．すなわち，人びとは自身が目的であり，固有の価値をもっている．この原則は，たとえば秘密保持，選択の自由，責任，利害の対立の回避，およびインフォームドコンセントのような多くの，その他の道徳的教訓の根拠にもなっている．これらの教訓の中に込められているものは，個人が自主的に判断を下すことができることである．恐怖あるいは情実がからまないこと，脅迫されていないこと，理解のための要件，および決断前における十分な知識の提供は，いずれも互いに人権の尊重を推進し，保証することに関連するものである．判断能力に障害のある人や，自分自身に対する危険と利益を計量できないために完全には自主的な判断を下すことができない小児を含む人たちすべてが，固有の価値と，他人が尊重しなければならない特別な権利をもっている．
　これらの原則は，それぞれの文化において，相対的であるという認識が重要である．特にアメリカにおいては，人権の尊重は，極端な，まれな状況を除いて，決して侵してはならない主要な原則であると考えられている．これは明らかに自由意志論者たちの見解である．この原則は，他の原則と比較して，もはやそれほど重要ではないと考える人たちも存在する．実際に，ある特定の状況においては，

どちらの原則の方が侵してはならないかを決めるのは，その状況によって異なると主張する人たちもいることであろう．

　人権の尊重は，研究計画に登録するかしないかを適切に判断するために，被験候補者に，危険と利益についての十分な情報を提供するべきであると要求している．さらに，人権の尊重は，ある個人の研究への登録は自発的でなければならないと要求している．言い換えれば，いかなる脅迫，圧迫，および不当な影響もない状況の下で研究への登録が行われるべきである．この議論において，担当医師が患者に「登録しますか？」と聞くのは適切であろうかという疑問を投げかけている．この問題は，患者の担当医師が，もしも精神科医である場合には，特に議論のあるところである（NBAC, 1998）．

善行（良いことをする）

　この原則は，悪行をしないという原則と関連している．そして，しばしば，これら2つの原則は1つの原則にまとめられている．第一に，この原則は，他人への親切，博愛，および福利の増進を強調している．この功利主義原則は，その過程において他人に危害を加えることなく，われわれの博愛の行為を道徳義務にまで高めている．他人への善行は任意であるべきであると主張する人たちもいるので，この原則は道徳義務の強要になるため全面的に受け入れられているわけではない．ヒポクラテスの誓いは，この原則の表れである．

　善行では，将来の被験候補者への利益対危険を計量するための十分な情報の提供を要求している．さらに重要なことは，施設内審査委員会（internal review board, IRB）への申請に当たり，研究者は被験者と危険と利益について話し合いをするべきである．さらに，研究プロトコールは，危険を最小にするためにとった処置，弱者が被験者として含まれているかいないか，もし含まれているとすれば研究の実施に必要なことなどとともに文書でもって，最初にヒト被験者を使用する正当性を証明しなければならない．

危害を加えない（悪行をしない）

「危害を加えない」は，ヒポクラテスの誓いの主要な訓戒である．すなわち，「医師は，苦痛，苦難，および（身体的および精神的）苦悩を与え，自由を剥奪し，身体障害者にしたり，さらには人を殺害してはならない．人は自主性を制限して，他人から楽しみと希望を奪ってはならない．」

ある倫理学者は，他人に危害を加えないという義務を理由に，善行を優先順位の第1番目に置いた．2番目には，危害を予防すること，3番目には，危害を取り除くこと，そして最後に幸福を増進することを挙げている（Frankena, 1963）．そのために，研究被験者の幸福を増進する研究者の義務は，被験者への危害を予防する義務よりも重要性が低い．たとえば，バイオプシー（生検）のような侵襲的処置は，すでにある血液サンプルを採取することよりも，さらに容認しがたいことになる．

公　　正

公正と公平は，義務あるいは権力の前において，各個人を平等に扱うことを意味する用語である．法の前における正当な手続きに関するアメリカ合衆国憲法の原則は，明確な公正の表明である．あるアメリカ国民を処罰あるいは表彰する手続きが確立していれば，他のすべてのアメリカ国民に対して同じ手続きを適用するべきであると言い換えることができる．この原則は，アリストテレスの言葉，すなわち「平等なことは平等に，そして不平等なことは不平等に取り扱われるべきである」に由来すると考えられている．公正は，公平な利益と責任，たとえば税金，教育，あるいは戦争の場合には兵役義務などを公平に分配することを要求している．また平等な医療の享受を挙げる人もいるであろう．

功利主義は，「最大多数の最大幸福」の考えを引用する場合には，公正と善行を調和させている．しかしながら，西洋文化は，ユダヤ教とキリスト教の影響を受けているので，孤児，身体障害者，および弱者に対する保護を要求している．哲学者のバートランド・ラッセルは，最も不幸な人びとにどのように接しているかによって文明の程度を計量することができるとまでいっている．

ヒト被験者を用いる研究において，公正は，同じ分類に入るすべての人びとの中から被験者を公平に選抜することを要求している．そのために，研究のために選抜された人たちは，社会，性別，および人種的特徴の面からみて，責任と利益を公平に分担していることを反映していなければならない．社会正義は，人種，判断能力障害，あるいは（たとえば，施設に収容されているといった）境遇を理由にして，被験者を選抜してはならないことを要求している．実例の1つとして，単に研究者にとって利用しやすいという理由で，統合失調症（精神分裂病）患者を使用して新しい抗癌薬の試験を行ってはならない．

研究における倫理とリーダーシップ

企業および大学の研究施設が計画する研究は，複雑な試験である．研究には，例えば研究者，技術者，技師，看護師，幹事，および事務職員のような多数の人員に加えて，多額の資金が必要である．研究は，複雑で，さまざまな性質をもっていることから知的創造力と洞察力が必要であるばかりではない．さらに重要なことは，倫理統率力が必要なことである．このことは，単に研究管理者だけでなく，研究に関与するすべての人たちに当てはまる．

研究を実施する施設の文化が，研究成果（すなわち，研究データ）の質と整合性に重大な影響を及ぼすものである．研究活動の中における施設の文化が，あらゆる面において研究データに影響を及ぼしている．すなわち，この文化が，ヒト被験者の保護，インフォームドコンセント，人権の尊重，利害の対立の回避，および規制当局の指針をすべて遵守する努力などに影響を及ぼしている．

各研究者は，鋭敏で，独創的な心をもった科学者として自分自身が行動するだけでなく，また指導者でもある．その研究業務の中の地位に応じて，研究者の指導力が，他の人たちよりもさらに遠くにまで影響を及ぼすこともあろう．そのために，指導者の倫理に対する姿勢が，指導を受ける人たちに直接影響を及ぼすものである．たとえば，指導者が，「だらしのない仕事や，手抜きや，さらにはヒト被験者への無関心を大目にみるか」などである．特に将来指導者となるはずの学生およびポストドクトラルフェロー（postdoctoral fellow，博士課程を修了し

て博士号を修得した後に，一人前の独立した研究者となるためのトレーニングの一環として，指導者の下で研究を重ねているひとのこと．通例は2年間．日本語では博士研究員ということもあるが，ポスドクと呼ばれることが多い）がいる大学の研究施設においては，指導者はすべての面において手本となっている．指導者は，ただ単に一緒に働いている人たちの独創性を発展させるだけでなく，社会や文明に対する義務感をも鼓舞するものである．分野にかかわらず，指導者は4つの主要な特徴をもっている（Koestenbaum, 1991；Gardner, 1995）．倫理は，特色として，互いに他の特徴を包含しており，しかも他の特徴をより明確にするものであるというのがわれわれの見解である．

1. 倫理

指導力との関連において，倫理では倫理指導力を確実なものにするために，前に述べた徳に基づく倫理の特徴を第一に重視している．この中には，たとえば，誠実，正直，信頼，同情，および他人に危害を加えない義務が含まれている．

2. ビジョン

指導者は，統括する業務全体に対して広範な展望をもち，それを堅持する必要がある．指導者は，単に短期的問題の解決法だけでなく，将来起こる可能性のある問題に対しても解決法を準備していなければならない．ビジョンは微小管理の対極にあるものである．ビジョンを確立するためには，戦略的思考のための多大な知性が必要である．ジョージ・バーナード・ショウは，およそ100年も前に，この戦略的思考能力の一部をきちんと記録に残していた．「あなたは実際に存在するものをみて，『どうしてそうなるの』という．しかし，私は決して存在しなかったものを夢みて，『どうしてそうしないの』」という［訳者注：発想に限界があるかないかの相違をいっている］．

3. イニシアティブ

これは，指導力を発揮する，行動を起こす，危険を冒す，決然としており，そして勇敢であるための能力である．指導者は進んで行動の結末を受け入れるものである．指導者は責務を信じて実践する．

4. 現実的であること

指導者の判断は，幻想ではなく，データおよび事実に基づいたものでなければならない．これは，おそらく大部分の研究者および指導者が日常業務の中で実行していることであろう．研究者はデータと事実に基づいて科学的に判断を下すために，主観的になることを避けて，客観的になろうと努めている．もしも研究者が非論理的であれば，研究は長続きできない．マーク・トウェインは，「まず事実を知りたまえ．それからだったら，好きなだけ歪めてもいいよ」と書いて，いつも事実に基づいた判断をしない人たち（すなわち，彼の時代の政治家たち）をからかった．

研究者たちは，指導力の特徴を無視する可能性のある認知過程，あるいは実験方法に非常に拘りがちである．

指導者は，これらの特徴，特に倫理に関連した指導力がどのように発揮されているかを定期的に詳しく調査する必要がある．

本章の冒頭において，被験者を使用する研究における倫理行動の一般的枠組みと原則を詳しく説明した．それは単に正しいからというだけでなく，研究企業にとっては不可欠な国民の信頼を維持するために必要なものだからである．したがって，これらの原則は大いに利用しなければならないものである．

問 題 最も適切な答を選びなさい

1. 現代科学，特に生物医学研究における新しい知識は，主として以下のものを通じて獲得される：
   a. 症例報告
   b. 個々の研究者
   c. 民間産業
   d. 組織的に構成された，大きな研究計画
   e. 国立衛生研究所（NIH）

2. ヒト被験者を使用する研究に対する NIH の研究資金は大部分が以下のところへ援助されている：
   a. 製薬企業
   b. NIH 施設内で実施される内部研究
   c. 個人の研究者および開業医
   d. 病院
   e. 大学

3. ヒト被験者における研究が重要である理由は：
   a. そのような研究は動物では実施できないから
   b. コンピュータ上では，結果をすべてシミュレーションすることはできないから
   c. 絶望した患者が，試験もされていない，効果も証明されていない化学物質を求めるようになるから
   d. 新しい薬，および改良された薬を開発するために役立つものだから
   e. 上のすべて

4. 医学研究における倫理綱領は，一般に以下のものに由来しているが，例外は：
   a. エイブラハム・リンカーン
   b. アメリカ医師会倫理綱領
   c. ヒポクラテス
   d. ユダヤ教，キリスト教
   e. ロックおよびカント

5. ジョン・スチュアート・ミルおよびジェレミー・ベンサムは，以下の倫理理論に関係している：
   a. 徳に基づく倫理
   b. 功利主義
   c. 結果ではなく，行為が重要である
   d. 誠実
   e. 真実を述べること

6. 国家諮問委員会が体系的に述べている 4 つの広い倫理原則は：
   a. 人権の尊重，功利，公正，および秘密保持
   b. 公正，危害を加えない，功利，および自主性
   c. 功利，公正，信頼性，および自主性
   d. 人権の尊重，功利，悪行をしない，および思いやり

7. 「汝の欲するところを他人に施せ」とは：
   a. 人間は目的のための手段である
   b. インフォームドコンセントとは関係のない考え方
   c. 利害の対立とは関係のない考え方
   d. 人間はそれ自体が目的である
   e. 理解がインフォームドコンセントの唯一の決定因子である

8. 医学倫理との関連において「善行」とは：
   a. 倫理社会における要件
   b. 親切と博愛を増進すること
   c. 傷害を予防すること
   d. 秘密保持を増進すること
   e. 上のすべて

9. 「危害を加えない」とは，研究者はどうするべきであると要求しているものとして説明されるか：
   a. 苦痛を与えない
   b. 苦痛を取り除く
   c. 幸福を促進する
   d. 苦痛を軽くする
   e. 上のすべて

10. 公正の原則は，利益と，たとえば税金や兵役のような義務を公平に分担することを要求している．医療の享受は，公正の原則によりすべてを正当化できるか：
    a. いいえ，すべての人が医療を享受できるわけではないので

b. はい，われわれはすべて平等に創造されたので
c. おそらくそうでしょうが，多くの因子によって左右される
d. a と b が正しい
e. a と c が正しい

11. 指導力に必要なものは：
a. ビジョン
b. イニシアティブ
c. リアリズム
d. 倫理
e. 上のすべて

参 考 文 献

Advisory Committee on Human Radiation Experiments (ACHRE) (1995) Final Report, stock number 061-000-00-848-9. Available from: Superintendent of Documents, US Government Printing Office, Washington, DC. Tel: (202) 512-1800; Fax: (202) 512-2250.

Beardsley T (1994) Big-time biology. *Sci. Am.* 271(5): 90–97.

Beauchamp TL & Childress JF (1994) Principles of Biomedical Ethics, 4th edn. New York: Oxford University Press.

Frankena WK (1963) Ethics, 2nd edn. Englewood Cliffs, New Jersey: Prentice Hall.

Gardner H (1995) Leading Minds – an Anatomy of Leadership. Boulder, Colorado: Basic Books.

Koestenbaum P (1991) Leadership – the Inner Side of Greatness. Oxford, UK: Jossey–Bass.

National Bioethics Advisory Commission (NBAC) (1998) Research Involving Persons with Mental Disorders That May Affect Decision-making Capacity, vol. I: Report and Recommendation. Rockville, Maryland: NBAC. Available at: http://www.bioethics.gov

National Commission for the Protection of Human Subjects of Biomedical and Behavioral Research (1979) Belmont Report: Ethical Principles and Guidelines for the Protection of Human Subjects of Research. Washington, DC: US Department of Health, Education, and Welfare.

Science and Technology in the Academic Enterprise (STAE) (1989) Status, Trends, and Issues – a Discussion Paper. The Government–University–Industry Research Roundtable, pp 1:2–72. Washington, DC: National Academy Press.

Shamoo AE (1989) Organizational structure and function of research and development. In: Principles of Research Data Audit (AE Shamoo ed.), pp 39–63. New York: Gordon and Breach.

Veatch RM (1989) Medical ethics: an introduction. In: Medical Ethics (RM Veatch ed.), pp 1–26. Boston, Massachusetts: Jones and Bartlett.

2. 倫理的意思決定のための
   プロトコール作成

　ほぼ100年間にわたり，ヒトが研究的実験において危険にさらされた事例が文書に記載されている．ニュルンベルク裁判の中で明らかにされたように，第二次世界大戦中にドイツで残虐行為が行われた結果，現在ではニュルンベルク綱領として知られている指導原則が作成されるに至った．ニュルンベルク綱領では，はっきりと「自発的な同意が絶対に必要である」ことを宣言している．残念ながら，規模は小さいけれども，アメリカにおいてさえも，同意もなく，あるいは騙されて同意をとられたりして，ヒト被験者が危険性の高い実験に使われた事例が数多く存在している．これらの例として，タスキギー梅毒研究や，エネルギー局の放射線照射実験を挙げることができる．この章では，研究におけるヒト被験者の使用に関して倫理的意思決定のために用いられる方法についての議論を取り上げる．

> **学習項目**
> - ニュルンベルク綱領はどのように作成されたか
> - ニュルンベルク綱領の最も重要な原則
> - なぜ国家諮問委員会が指名されたか
> - 国家諮問委員会の重要な勧告
> - 事例の解析方法と倫理的意思決定の方法

1989年にアレックス・キャプロンは，「…医学の歴史において最も暗黒の時代には，ヒト被験者の虐待が関係している」と書いている．これはいいすぎではないかと思う人たちもいるかもしれない．もしそうだとしても，これは警告として役立つこともあろう．人類の歴史は，研究環境における人権の尊重に対する強力な抵抗を初めとして，人類の残虐性を例証する多くの物語で満ちている．人類のよりよい居住環境への追及心や自然理解への渇望心から，文明国民は新しい知識の獲得方法を探究するようになった．12世紀に始まって，ヨーロッパにおいて新知識の追求にはずみがかかった．内容はもちろん，こうした理論づけの方法を新たに理解することが現代科学の基礎となった．新しい知識を獲得する過程には，新しい化学物質，薬物および治療法をヒトで試験する過程が必要であった．

1900年に，プロシアにおいて非治療的医療が初めて禁止された．患者からの同意の利用と小児を実験から除外することも確認された (Capron, 1989)．しかしながら，目的を達成するために，自分自身を実験に使用したり，あるいは家族を実験に使った研究者たちもいた (Bean, 1977)．

第二次世界大戦直後に，文明国は，疑いを知らない身体障害者，知的障害者，精神病患者，およびユダヤ人を使用したナチの残虐な実験を知ってショックを受けた (Proctor, 1988; Muller-Hill, 1988; Caplan, 1992)．そこで行われた実験例として，不妊処置としての放射線照射，高所減圧，過酷な低体温，および受刑者や強制収容所住民を使用したその他の多くの実験を挙げることができる．大日本帝国では，受刑者たちを含む，承諾もしていない被験者においても実験が実施された．

100年以上も昔のことであるが，パナマ運河建設時に医務官であったウォルター・リード博士の黄熱病に関する研究実験は，当時の倫理行動の模範として際立っている (Bean, 1977)．リード博士は，英語とスペイン語の両方のインフォームドコンセントのための文書を用意し，実験のために死亡した場合に備えて家族に対する高額の金銭補償を準備した．彼はまた研究に参加中の患者に治療を施した．黄熱病に感染した彼の患者の中で死亡した者はいなかった．

ニュルンベルク綱領

　ナチの医師たちに対する裁判の後に，ある法廷の判事たちはヒト被験者を研究に使用するときのいくつかの倫理行動原則を判決の中に加えた．歴史的関連はもとより，言葉に説得力があったので，これらの判決はニュルンベルク綱領として知られるようになった．

　最も重要で不朽の原則は，最初に「ヒト被験者の自発的同意が絶対に必要である」と宣言していることである．「絶対に」という言葉を，特殊事情に関係なく，いかなる実験も禁止すると解釈する人もいる．裁判所が扱ったのは主に野蛮な実験に強制的に参加させられた成人であったという事実を認める人もいる．したがって，裁判所の声明は，そのような状況の下で発表されたものである．裁判所は，小児や判断能力障害者を使用した研究を問題にしたわけではなかった．それ以来，特殊事情や，「絶対に」の基準を緩めるために倫理的正当性について述べた非常に多くの文献が集積されてきた．ニュルンベルク綱領は，また人権の尊重も強調している．その後に発表された倫理に関する声明において，人権の尊重は基本原則となった．ニュルンベルク綱領はさらに，ある個人からの同意は，十分に情報を共有したうえで，強制も脅迫もされることなく，さらに情報を理解したうえで取得しなければならないことを強調している．そのために，ニュルンベルク綱領は，以前医師が研究被験者に対してとった父権主義的姿勢を明らかに捨て去り，被験者自身が自分で決断を下す方向を示している．

ヘルシンキ宣言

　世界医師会は1964年にフィンランドのヘルシンキでの大会において，ヘルシンキ宣言として知られている研究におけるヒト被験者の使用に関する重要な指針を発表した．ここでは，ニュルンベルク綱領を再確認し，治療的研究と非治療的研究とを区別して考えている．この区別が明確性に欠けていたので，いくつかの混乱が起こった．ヘルシンキ宣言は，その後6回改定されている（WMA, 2000）．

ニュルンベルク綱領前後のアメリカにおけるヒト被験者を用いた実験

アメリカの歴史において騒ぎを起こした事件は，公衆衛生局（Public Health Service）がスポンサーとなって実施したタスキギー梅毒研究である．1932～1973年にかけて，アラバマ州メイコン郡に住んでいた400人の貧しいアフリカ系国民たちが，1940年代早期にはペニシリンが使えるようになっていた事実があるにもかかわらず，病気の進行を観察する目的で梅毒に罹患したままで放置されていた（ACHRE, 1995）．1940年以前には，これらの患者たちは当時使えた標準治療による処置も受けさせてもらえなかった．これらの患者たちは何回も腰椎穿刺を受け，病気の本質に関して欺かれ，嘘をつかれていた．彼らは「悪性の血液」をもっていると告げられていた．彼らにはいくぶんかの食事が無料で提供され，50ドルの埋葬料が支給されていた．1997年にクリントン大統領は犠牲者に対して公式に謝罪した．

1954年にシカゴ大学が行った研究では，カンザス州ウィチタにおいて陪審員による審議をこっそり記録した．その事件の判事および弁護士たちすべてが記録をとることを知らされており，承諾していた．しかしながら，陪審員たちはそのことを知らされていなかった．事件のこうした状況が，陪審システムの公平性と秘密審理を損なうものとして，国民の怒りをかった．議会は，陪審員による秘密審理の記録を禁止する法律を通過させた（Katz, 1972）．

もう1つの議論を巻き起こし，よく知られている事件は，ミルグラム服従研究として知られているエール大学の研究である．この研究は，1963年に服従と人の威信を理解することを目的として実施された．「教師たち」は，解答を間違えた学生に対して，次第に強度を上げて電気ショックを与える実験への参加を承諾していた．教師たちには機械が充電されていないことを知らせていなかった．したがって，実際に学生に電気ショックが加えられることはなかった．しかし学生たちは，あたかも痛い電気ショックを受けたかのごとく叫び声を上げた．60％の教師たちが指示に従って電気ショックを加えた（Katz, 1972）．この実験は，研究における詐欺行為と，どのような限定条件下であれば，それが許されるかとい

う倫理問題を提起した．

1960年代にニューヨークのウィローブルック州立校において，知的障害児たちが肝炎ウイルスを注射されていたことが周知の事実となった．主任研究者は親たちからインフォームドコンセントを取得していた．しかしながら，親たちは子供たちがワクチンを受けるものとの印象をもっていたと批判者たちは主張した．1960年代中期には，あるニューヨークの病院において，何の疑いも抱いていない患者たちに生きているがん細胞が注入されていた．病院の事務職員が「告発者」となった．

最も影響力のある暴露事実の1つは，ハーバードの医師であるヘンリー・ビーチャーによるものであった（Beecher, 1966）．彼は *New England Journal of Medicine* 誌に，患者が危険な実験に使われた22件を報告した．これらの実験結果は，主要な医学雑誌に掲載され，研究は一流の研究者たちによって実施されていた．ビーチャーは，こうした非倫理的行為を強く非難した．

これらの事例およびその他の事例の詳細な説明が，ヒトに対する放射線照射実験に関する勧告委員会（Advisory Committee on Human Radiation Experiments, ACHRE）の報告書の中に記録されている（ACHRE, 1995）．

国家諮問委員会

新聞にタスキギー事件が暴露された後に，最初の国家諮問委員会，すなわち，生物医学および行動研究におけるヒト被験者の保護に関する国家諮問委員会（National Commission for the Protection of Human Subjects of Biomedical and Behavioral Research）が1973年に指名された．この委員会の報告書は，略称してベルモント報告書（Belmont Report）として知られている．またこの委員会自体は国家諮問委員会（National Commission）として知られている（National Commission, 1979）．この報告書では，1章で詳しく述べた4つの核心の倫理原則を確認している．

別の諮問委員会，すなわち，医学および生物医学的行動研究における倫理問題大統領諮問委員会（President's Commission for the Study of Ethical Problems in

Medicine and Biomedical Behavioral Research）が 1978 年に指名された．この委員会は，遺伝子，末期患者の医療，および精神病患者を被験者として研究に使用することを含めた 1973 年の国家諮問委員会よりもさらに広範な問題に取り組んだ（President's Commission, 1983）．

Albuquerque Tribune 紙のアイリーン・ウェルサム記者による，患者たちがプルトニウムに被曝させられていたとの暴露記事に対応して，1994 年にクリントン大統領は ACHRE を指名した．後になって，1944 年から 1974 年にかけて，ウラニウム採掘中および知的障害児に対する放射性物質を用いた医学実験において，何千人もの患者が空気中の放射能に被曝させられていたことが明らかになった．この委員会の報告書はおよそ 1000 ページにも及ぶものであった．この報告書は，ヒト被験者が同意もなしに参加させられていた医学実験の詳細な事例の記録で構成されている．また研究においてヒト被験者を使用した歴史もこの中に記録されている（ACHRE, 1995）．この委員会は補償と犠牲者への謝罪を勧告した．クリントン大統領は後に謝罪を表明した．

最新の委員会は，1995 年にクリントン大統領によって指名された国家生物倫理勧告委員会（National Bioethics Advisory Commission, NBAC）である．最新の報告書を 2001 年 8 月に発表した．大統領がクローニングの倫理について対処するように委員会に要請したときに，この委員会が定例のスケジュールを中断して対応したことは注目に値するほど重要なことである．2 年間にわたって，この委員会は精神病患者を研究に使用する問題に取り組んできた．この委員会は，特に精神病患者が危険性の高い実験に使われてきたとの報道機関による告発に対処してきた．この委員会は，研究被験者としての判断能力障害者に対する保護を強化する包括的な勧告を行った（NBAC, 1998）．

倫理的意思決定のための研究プロトコール

一般的に引用されている 4 つの倫理原則から，道徳義務を容易に確認することができる．必ずしもある特定の倫理原則をいちいち引き合いに出さなくても，人びとは日々道徳の選択を行っている．成人するにつれて，両親，親戚，友人，宗

教，教育，報道および社会的指導者を含めた多くのさまざまな情報源が，われわれの道徳価値や判断に影響を及ぼしている．われわれはまた，損害と利益，尊敬と軽蔑，守秘義務の履行と不履行，誠実と不誠実，公平と不公平などの個人的経験からも道徳価値や判断を学んでいる．われわれは，成人するにつれて，自分の行為が他人にどのように影響を及ぼすかを，また他人の行為がわれわれにどのように影響を及ぼすかを学んでいる．われわれが人生においてしばしば直面する道徳ジレンマは，道徳の選択方法や，正しいことをする決断の仕方を学ぶために役立っている．結果として，誤っていると分かっている行動を選択したときには，罪の意識を感じさせる道徳意識が発達する．われわれはまた正しい道理のために正しい行動を選択したときには，プライド，すなわち自尊心が発達する．

　しかしながら，われわれは，どちらが正しいか，あるいは誤っているかの区別をはっきりとはつけにくいときにも，どちらかを選択しなければならない事態に直面することがある．道徳あるいは倫理ジレンマとして知られている，このような事態においては，道徳的視点からみると善と悪とがほぼ同等にみえるような数種類の選択肢がある場合もある．そこでこのジレンマを解決する方法を，われわれは決定しなければならない．ヒト被験者の研究への使用に関連した多くの問題には，道徳ジレンマが存在する．以下のステップは，倫理的意思決定を行う際に有用な基準となる．

1. 適切な情報を収集する

　問題を理解するために，適切な（密接に関係する本質的な）情報を収集しなければならない．研究プロトコールを評価するために，たとえば，危険と利益，代わりの治療法，およびその特別な研究プロトコールに関して現時点で行われている医療についての十分な情報をもっていることがきわめて重要である．

2. 別の選択肢を考慮する

　もし別の行動をとるとした場合に，どのような行動方針があるか．選択肢を知らなければ，人は決断を下すことはできない．時には倫理摩擦を最小にする独自の解決法を開発することができる場合もあるので，この段階において新規の行動

方針をはじめ，従来型の行動方針についても検討することが重要である．

3. 関係する当事者（すなわち，利害関係者）を確認し，最優先する

関係する当事者の例として，ヒト被験者，研究者，研究施設，および社会を挙げることができるであろう．ある特定の場合において，どの当事者が，第一義的，第二義的，あるいは第三義的であるかを確認することが重要である．

4. 疑問，質問，あるいは問題を4つの原則の中に分類する

これは，主要な倫理問題を副次的問題から区別する場合に役立つであろう．たとえば，われわれは人権の尊重を侵害していないか．誠実，正直，同情，信頼，および秘密保持は，人権の尊重の倫理的特徴であることを思い出してほしい．そのために，確認すべきいくつかの細項目がある．すべての被験候補者に対して公平であるか．誰かに危害を及ぼすこと，あるいはその可能性があるか．危害を及ぼすこと，あるいはその可能性に対して，弱い，あるいは強い正当化理由はあるか．利他的である必要はあるか．実験計画が現在の科学水準に合致するものであるか．

5. 倫理原則に優先順位をつける

ある特別な事例において，どの倫理原則を最優先するかを決めることが重要である．人権の尊重は最も重要な検討事項か．国民の健康にとってのデータの有用性の方がさらに重要であるか．たとえば，簡単な調査において，人権の尊重を最優先する必要はあるのか．ある特殊な研究計画において，この場合に道徳義務は存在するか，また妥協の余地はないか．人びとが決断を下す際に考慮に入れる倫理原則は，広範な正当化理由があり，直感に訴える明白な規則あるいは義務とみなすことができる．しかしながら，これらの原則のすべてに対して同時に従うことは不可能である．したがって，どの原則を優先するかとその理由を決めなければならない．たとえば，ある研究者が自分の研究プロトコールに参加している患者または被験者から電話を受けたとしよう．そしてその人に重篤な副作用が発現しているらしいとしよう．しかしながら，その研究者は大学の委員会の会合に出席する約束をしてしまっていた．その研究者には約束を守るべき明白な義務と，患者あるいは被験者の安全のために努力すべき明白な義務とが存在する．しかし

ながら，その研究者は，約束を守る義務よりも患者に対する義務の方を優先しなければならない．

6. 別の順位と別の解決法を考える

偏見と無知のために，不適切な決断を下すことがしばしばある．こうした問題を回避するために，偏見をなくし，異なる視点から考えてみることが重要である．

7. 十分に説明のできる決断をする

国民の健康，あるいは研究問題を扱うときには必ず，依頼主，患者，雇い主，政府当局および必要があれば国民に対して，決断をはっきりと表現し，伝達できるようにすることがしばしば必要となる．理由づけの手続きを踏むことは，倫理的意思決定と行動を明らかにし，正当化するために役立つものである．さらに，決断の影響を受ける人たちに，決断をはっきりと表明して伝える必要がある．そして，必要な場合には，その決断は公然と弁護できるものでなければならない．これが，一般に，正しい選択をするか，あるいは誤った選択をするかを決定する重要なポイントである．

倫 理 分 析

これまで倫理的意思決定を行うための手続きについて書いてきた．そこで2つのケースを例に示しながら，解析法に関する話を進めていくことにする．解析を行う際にわれわれが手本とする方法は特別なものではない．またその方法に従って倫理的意思決定を行う必要もない．その方法は，簡単であるがゆえに，性質上機械的であるように思われるかもしれない．それにもかかわらず，われわれは，この方法が倫理的意思決定を行う際の手続きの雛形になると信じている．

例 1 ある研究者が所属する地域の会合に出席している．カクテルを2，3杯飲んだ後に，彼が行っている研究の中の被験者の1人のことを隣人に話した．隣人がその被験者が誰か分かるほど十分に，病気の診断も含めて，個人的特徴に関する話をした．

分　析

【ステップ1】われわれはこの事例に関して，必要な情報をすべてもっていると考える．

【ステップ2】彼がとるべきであった道は：

①自分の研究については何もいわない．

②研究についていくらかは話すが，被験者を特定できそうな情報については何もいわない．

③被験者を特定できるほどの情報を開示する．

【ステップ3】この事例にとって，当事者（当事者団体）の重要性の順番は，

 a．患者（第一義）

 b．研究者（第一義）

 c．隣人（第二義）

 d．研究者の施設（第二義）

 e．職業（第三義）

 f．社会（第四義）

である．

【ステップ4】選択肢①および②は，守秘義務には抵触しないが，選択肢③は抵触する．この事例において守秘義務には優先権があり，自主性と危害を加えないという原則によって支持されている．守秘義務を破ることは，被験者の個人情報の管理権を侵すことによって被験者の自主性を侵害する．またそれにより，患者（第一義的危害），研究施設（第二義的危害），職業（第三義的危害），および社会（第四義的危害）に損害を与える．

【ステップ5】この事例における倫理原則の優先順位は，以下の通りである．

 a．自主性

 b．危害を加えない

【ステップ6】この事例には，別の順位をつけようがない．

【ステップ7】研究者は研究被験者に対する守秘義務を侵害してしまった．これは非倫理的行為であり，この事例においては，研究者は患者記録の守秘義務に関

するいくつかの州法を侵害している可能性がある．研究者は秘密情報を友人に明かすことにより患者を傷つけてしまった．それにより，患者に心理的傷害を引き起こしたり，汚名を着せたり，就職差別を引き起こしたり，あるいは患者の地域からの追放を招くことがあるかもしれない．また研究者の行為は，これまで高く設定されていた職業規範を低下させることによって，職業規範を汚す可能性があり，所属している研究施設を傷つけることにもなる．研究者の行為は，職業規範に違反することによって，研究者の職業を傷つけることにもなろう．最後に，もしもそのような行為が繰り返されると，社会のさらに多くの事柄に悪影響を及ぼすことになる．

われわれは，その行為の倫理的係わり合いを説明するために，意図的にこの単純な例を挙げた．別の例ではもっと複雑な場合があるかもしれない．また倫理領域の見分けがもっと不明確なこともあるかもしれない．

例 2　胃がんによる重篤な合併症のために，40歳の失業中のがん患者が救急救命室へ行った．さらに詳しく調べるために病院のがん治療専門家のところへ差し向けられた．その専門家は，詳しく検査した後に，ある会社のために試験中で，患者を救う可能性のある新薬のことを話した．その専門家は患者には治療費は一切かからないことを話した．「もし患者が研究プロトコールへの登録を考えてみたいのであれば，その研究プロジェクトを担当しているコーディネーター看護師をあなたのところへ差し向けましょう．そうすれば，あなたはサインするだけのことです」と話した．この薬に関する研究プロトコールはすでに施設内審査員会（institutional review board, IRB）の承認を受けていた．患者がコーディネーター看護師のところへ行くと，その看護師は詳細にインフォームドコンセントの取得手続きと同意書類について，また別のあらゆる考えうる治療法について，どの程度の治療期間であるとか，どの程度の費用を要するかを含めて説明した．患者は看護師に自分が貧乏なことを話した．看護師は他の治療法は費用がかさむこと，そして新薬を使った治療には費用がかからないことを強調した．患者はその研究

に登録した．同意文書には，この新薬が動物実験でやや高い毒性を示した事実は記載されていない．

分析

【ステップ1】われわれは，この事例に関して必要な情報をすべてもっていると考える．

【ステップ2】選択可能なものとして，看護師および研究者または医師が患者に伝えるさまざまな情報の種類，およびそれらの情報の患者への伝達方法がある．この中には，以下の選択が含まれる．患者に，

　①動物実験での毒性のことを，伝える／伝えない

　②別の治療法は高額の費用を要することを，強調する／これらの費用のことについては強調しない

【ステップ3】この事例において当事者（利害関係のある当事者）の重要性の順位は，以下の通りである．

　a．患者（第一義）
　b．研究者あるいは医師（第一義）
　c．コーディネーター看護師（第一義）
　d．研究者の所属している施設（第二義）
　e．研究者の職業（第三義）
　f．社会（第四義）

【ステップ4】関連する問題およびそれらの倫理原則における位置は，以下の通りである

　a．患者に危害を加えないこと
　b．患者の健康状態に対して最善の治療法がとれるように手助けして患者の利益をはかること
　c．関係あるすべての情報を伝達して，自由な（強制されていない，操られていない）選択をさせることにより患者の自主性を促進すること
　d．患者が医療を享受できるようにすることにより，公正を推進すること

【ステップ5】この事例における倫理原則の優先順位は以下の通りである

a. 危害を加えない
b. 善行
c. 自主性
d. 公正

【ステップ6】この事例においては，自主性の方が，危害を加えない，あるいは善行よりも優先順位が高いという人もいるかもしれない．もしもこの患者が医療を受けられた場合には，どのような情報を伝えるべきかの問題は重要性が低くなるので，公正の優先順位をもっと高くするべきだという人がいるかもしれない．

【ステップ7】コーディネーター看護師（および多分医師あるいは研究者）は，2つの倫理原則を侵害した．患者が治療費を払えないことを十分に知りながら，看護師が薬の費用を強調した事実は，強制の一手段である．したがって，患者の自主性を侵害したことになる．たとえ毒性がわずかに高かったにすぎないとしても，患者が考慮に入れるために話し合っておくべきであった．したがって，看護師はさらに「危害を加えない」という倫理原則をも侵害している．もしも患者に対して結果的に危害が加えられてしまった場合には，患者に告げていなかったために高い優先順位になる．したがって，われわれは「危害を加えない」を第一に優先している．この事例においては，自主性を最優先すべきであるという人がいるかもしれない．われわれもまたそれに反対はないであろう．彼らを弁護すると，看護師と医師は単に患者にとって最善のことをしてあげようとした（善行）のだとか，患者が医療を受けられるように手助けしようとした（公正）のだとか，さらには患者が参加したことによって得られる知識は他の患者や社会の利益（公正あるいは功利）になるであろうという人もいるかもしれない．

問　題　最も適切な答を選びなさい

1. 第二次世界大戦前および大戦中に行われたナチの実験において使われたのは：
    a. 知的障害児
    b. 精神病患者
    c. ユダヤ人
    d. 身体障害者
    e. 上のすべて

2. ニュルンベルク綱領を書いたのは：
    a. ドイツに侵攻した連合軍3国（アメリカ，ロシア，およびイギリス）
    b. ある裁判の主席判事
    c. 世界医師連合
    d. アメリカ医師会
    e. 上のどれでもない

3. ニュルンベルク綱領が唱えているものは：
    a. ヒト被験者の同意が必要
    b. ヒト被験者の同意が絶対的に重要
    c. ヒト被験者の同意が絶対的に必要
    d. 理解したうえでの自発的な同意が絶対的に必要
    e. ヒト被験者の自発的な同意が絶対的に必要

4. ヘルシンキ宣言が最初に書かれたのは：
    a. 1947 年
    b. 1964 年
    c. 1973 年
    d. 1983 年
    e. 1996 年

5. タスキギー梅毒研究に関係あるものは：

a. 400人のアフリカ系国民男性への梅毒ウイルスの接種
　　　　［訳者注：原文ではウイルスとされているが，梅毒はスピロヘータ類に属する細菌 *Treponema pallidus* に対する感染症である］
　　　b. 200人のアフリカ系国民男女への梅毒ウイルスの接種
　　　c. 400人のアフリカ系国民男性における梅毒の存在の観察
　　　d. 200人のアフリカ系国民男女における梅毒の存在の観察
　　　e. 400人のアフリカ系国民男性におけるペニシリンの梅毒に対する効果

6. 国家諮問委員会が指名されたのは新聞が以下のことを報道した直後であった：
　　　a. 知的障害児を使用したニューヨーク州のウィローブルック実験
　　　b. ボストンにおける知的障害学童における放射線照射実験
　　　c. *New England Journal of Medicine* 誌へのビーチャー博士による告発
　　　d. タスキギー梅毒研究
　　　e. 上のすべて

7. すべての事例に当てはまる4つの倫理原則の優先順位は：
　　　a. 自主性，公正，善行，危害を加えない
　　　b. 公正，自主性，善行，危害を加えない
　　　c. 善行，自主性，危害を加えない，公正
　　　d. 危害を加えない，善行，公正，自主性
　　　e. 上のどれでもない

参 考 文 献

Advisory Committee on Human Radiation Experiments (ACHRE) (1995) Final Report, stock number 061-000-00-848-9. Available from: Superintendent of Documents, US Government Printing Office, Washington, DC. Tel: (202) 512-1800; Fax: (202) 512-2250.

Beecher H (1966) Ethics and clinical research. *New Eng. J. Med.* 274, 1354–1360.

Bean WB (1977) Walter Reed and the ordeal of human experiments. *Bull. Hist. Med.* 51, 75–92.

Caplan AL (1992) When Medicine Went Mad – Bioethics and the Holocaust, pp 1–359. Totowa, New Jersey: Humana Press.

Capron AM (1989) Human experimentation. In: Medical Ethics (RM Veatch ed.), p 127. Boston, Massachusetts: Jones and Bartlett.

Katz J (1972) Experiments with Human Beings. New York: Russell Sage Foundation.

Muller–Hill B (1988) Murderous Science, pp 1–208. Oxford, UK: Oxford University Press.

National Bioethics Advisory Commission (NBAC) (1998) Research Involving Persons with Mental Disorders That May Affect Decision Making Capacity, vol. I: Report and Recommendations. Rockville, Maryland: NBAC. Available at: http://www.bioethics.gov

National Commission for the Protection of Human Subjects of Biomedical and Behavioral Research (1979) Belmont Report: Ethical Principles and Guidelines for the Protection of Human Subjects of Research. Washington, DC: US Department of Health, Education, and Welfare.

President's Commission for the Study of Ethical Problems in Medicine and Biomedical and Behavioral Research (1983) Summing Up. Washington, DC: US Government Printing Office.

Proctor R (1988) Radical Hygiene-Medicine Under the Nazis. Cambridge, Massachusetts: Harvard University Press.

Veatch RM (1989) Medical ethics: an introduction. In: Medical Ethics (RM Veatch ed.), pp 1–26. Boston, Massachusetts: Jones and Bartlett.

World Medical Association (WMA) (2000) Helsinki Declaration: Recommendations Guiding Physicians in Biomedical Research Involving Human Subjects. Helsinki: WMA.

3. 現行の連邦規則，厚生省（DHHS），および食品医薬品庁（FDA）

　1960年代と1970年代初期に，ヒト被験者を危険にさらしたいくつかの重大な事件が告発されたことから，政府は国家諮問委員会を指名することとなった．そのすぐ後に，45連邦規則集Part 46（45 CFR 46）が制定された．規則集には数回にわたる修正が加えられてきた．最も新しいものは1991年に修正され，コモンルール（Common Rule）として知られている．この規則は，連邦政府，特に厚生省（DHHS）の助成を受けているすべての研究に適用されている．コモンルールは，「研究におけるヒト保護のための事務所（OHRP）」により，事務所と研究施設との間で署名した「保証」契約を介して，DHHSにおいて執行されている．なおOHRPは，以前は「研究における危険からの保護のための事務所（OPRR）」と呼ばれていた．最近，OHRPは「連邦広域保証（FWA）」を制定して，これまで別の形式をとっていた保証をすべてそれと入れ換えた．連邦規則は，DHHSの助成を受けて研究を実施しているすべての研究施設に施設内審査委員会（IRB）を設置することを要求している．IRBは，提出されたヒト被験者を使用する研究プロトコールに関して45 CFR 46に適合し，また食品医薬品庁（FDA）の要求を遵守していることを確認し，保証することになっている．IRBは少なくとも1年に1回は継続審査を実施することを義務づけられており，またIRBに関係した重要事項をDHHSへ報告しなければならない．

学習項目
- コモンルール（45 CFR 46）が制定された理由
- 研究におけるヒト保護のための事務所（OHRP）とは何か？
- 研究施設はどのようにして 45 CFR 46，および 21 CFR 50 と 56 を遵守するか？
- どの程度の種類の保証が OHRP と研究施設との間で利用できるようになっているか？
- 施設内審査委員会（IRB）はどのような事項を厚生省（DHHS）へ報告する必要があるか？

1960年代と1970年代初期に，報道機関が，たとえばタスキギー梅毒研究やウィローブルック研究のようなヒト被験者の権利を侵害したいくつかの重大な事件を暴露した．すでに2章で述べたように，タスキギー梅毒研究の告発後の1973年に特別勧告委員会（Ad Hoc Advisory Panel）が構成された．特別勧告委員会の報告書は，1974年の国家研究法（National Research Act）の立法化につながった．この法律により，生物医学および行動研究におけるヒト被験者の保護に関する国家諮問委員会が設置された．国家諮問委員会は，1979年にベルモント報告書として知られている報告書を公表した（National Commission, 1979）．この法律は，研究における危険からの保護のための事務所（Office for the Protection from Research Risks, OPRR）と施設内審査委員会（institutional review board, IRB）システムの創設を初めて要求した．

1981年に，45 CFR 46として知られているヒト被験者の保護のための規則が初めて発布された．それ以来，これらの規則は5回修正されている．1991年に，16の政府機関が署名して承認した最終規則がコモンルール（Common Rule）として知られているものとなった（コモンルールの歴史に関する優れた参考書としてACHRE, 1995およびOPRR, 1993を参照）．コモンルールは，ヒト被験者を使用する政府の援助を受けた研究にのみ適用されるものである．今日までのところ，民間からの資金援助を受けたヒト被験者を使用する研究を取り締まる法律は存在しない．例外として，アメリカ国内において販売する医薬品承認申請に関連して，食品医薬品庁（Food and Drug Administration, FDA）に申請するヒト被験者を使用する研究がある．これについては後に述べる．もしも施設「保証」契約に45 CFR 46を遵守すると書いてあれば，民間からの資金援助を受けた研究も45 CFR 46が適用されることになっている．批判者たちは，この点が，研究資金の出所に関係なく，研究において使用される動物を保護するための1966年研究用動物保護法（National Animal Welfare Act of 1966）と比較して著しく異なっていると指摘している．最近，国家生物倫理勧告委員会（National Bioethics Advisory Commitee, NBAC）は，ヒト被験者が関係するすべての研究に対して，「ただ1組の法律と指針に一本化して統一した包括的な連邦政府政策」を採ることを勧告

した (NBAC, 2001).

コモンルールによれば，研究施設はプロトコール審査および連邦規則の遵守を監督するために IRB を設立しなければならないことになっている (OPRR, 1993). FDA は，ヒト被験者の保護とインフォームドコンセントに関係した 21 CFR 50 と，IRB に関係した 21 CFR 56 に成文化された独自の規則をもっている．FDA は医薬品の承認手続きに大きく関係しており，治験届に際して添付するデータは 21 CFR 51 および 21 CFR 56 に適合するものでなければならない．FDA は，たとえば治験届のための part 312 や，医療機器治験届のための part 812，および医療機器の危険度等を区分するための part 860 のような，IRB とヒト被験者に関する特別規則をもっている．

研究におけるヒト保護のための事務所 (Office for Human Research Protection, OHRP) は，厚生省 (Department of Health and Human Services, DHHS) 長官に代わって 45 CFR 46 を施行するために DHHS によって指定された政府機関であり，研究施設や研究者が 45 CFR 46 を遵守していることを監督する義務を負っている．研究における危険からの保護のための事務所 (Office for Protection from Research Risks, OPRR) は，1999 年末までは国立衛生研究所 (National Institute of Health, NIH) の 1 部署で，所長室に置かれていた．NIH はヒト被験者を用いる研究に対する政府資金のほとんどすべてを扱っている助成機関であったので，このような配置は厳しい批判にさらされた．1999 年末になって，新たに創設された OHRP は DHHS の中の 1 部署となって，DHHS 長官補 (Assistant Secretary of Health and Human Services) の管轄下に入っている．批判者の中には，それでもなお，DHHS は資金援助と規制遵守の監督の両方を行っており，そのために依然として利害の対立が存在することが考えられると主張する人たちもいる．NBAC 報告書は，ヒト使用研究監視局 (National Office of Human Research Oversight) の創設を勧告している (NBAC, 2001). コモンルール，すなわち DHHS 規則は，IRB と OHRP の設立に加えて，その他に数種類の重要な指示事項を出している．研究に従事している施設は，OHRP に対して規則遵守を約束しなければならない．OHRP は，他のすべての保証と入れ換えるために連邦広

域保証（Federal Wide Assurance, FWA）を創始し，連邦政府の援助を受けているすべての研究とコモンルールに署名したすべての研究者が含まれるようにその範囲を拡大した．その保証書には，研究に登録されたヒト被験者を保護する責任は，研究施設にあることが記載されている．また研究とは，「一般化可能な知識の構築や，あるいはそれに役立つように計画された組織的研究（すなわち，情報の収集と解析）」のことをいうと定義されている（45 CFR 46.102d）．研究の定義は，もしもデータを組織的に収集することが意図されていれば，たとえ患者がたった1人でも対象になるとしている．研究の意図と革新的治療処置とは異なるものである．研究施設と提携していない独立の研究者や民間の開業医も，いずれかの研究施設のIRBの承認を受ける必要がある．

DHHS 規則

　DHHSから資金援助を受けて実施する研究計画は，すべて45 CFR 46を遵守しなければならない．DHHS規則は，世界中どこでも，直接的あるいは間接的（たとえば，研究施設あるいは薬物の提供）に，全額あるいは一部の資金援助を受けている研究に登録された，すべてのヒト被験者を保護するために適用される．DHHSからの資金援助を受けてヒト被験者が参加する研究を実施している研究者は，国外であっても，すべての研究現場において，最小限45 CFR 46か，もしくはそれに相当する国内法を遵守しなければならない．たとえば著名なニュルンベルク綱領やヘルシンキ宣言のような規範は，DHHS規則に代わるものとしては認められていない．これらの規範は，参考資料としては受け入れられているが，現実性と実効ある規則という点からみると適合しない．

　DHHSは最近になって，研究におけるヒト被験者の保護に関係したあらゆる問題をDHHS長官とOHRP所長に勧告するための，研究におけるヒト保護のための国家勧告委員会（National Human Research Protection Advisory Committee, NHRPAC）を指名した．この委員会は，新しい多くの関連した問題に取り組むために作業を進めている．

保　　証

　研究施設が OPRR に対して文書により保証する形式をとって，法律が執行されている．研究施設と OPRR がこれらの保証について協議する．元来は3種類の保証，すなわち単一研究計画保証，複数研究計画保証，および共同研究計画保証が存在した．前述のように，OHRP は，これら3種類の保証を賢明にもすべて廃止して，FWA に置き換えた．これには，コモンルールに参加調印したすべての連邦政府機関が含まれており，簡素化により研究施設から大いに歓迎されている．

　OHRP は，ある研究施設が保証義務を侵害していると判定したときには，保証の一時停止あるいは解除をすることができる．この決定により，OHRP の決定が解かれるまで，その研究施設における政府援助を受けたすべての研究は結果として停止されることになるであろう．当局が保証を一時停止あるいは解除することに加えて，OHRP は，特別審査を初めとして，改善措置，特別研修と教育，ある種の罰則的制限の賦課，ある特定のプロトコールおよび研究施設の FWA からの削除に至るまでのさまざまな段階の決定を下すことができる．

　法律では，少なくとも5人のメンバーから構成された IRB を創設しなければならないことになっている．さらに，そのメンバーのうちの1人は，研究施設とは関係のない地域住民でなければならない．しかしながら，IRB は，通常，地域住民メンバー1人を含む 15～25 人のメンバーで構成されている．IRB メンバーは，審査の議事録を3年以上保管しておくことが要求されている．さらに IRB は，たとえばある場合には研究プロトコールを同期間保管することなど，保証契約に記載されていることは何事であっても遵守しなければならない．

継 続 審 査

　IRB は，通常少なくとも1年に1回，たとえ被験者がもはや参加していなくても，何らかのデータが収集されている限り，研究プロトコールを審査する必要がある．迅速審査においては，IRB は迅速審査手続きに規定されている条件に従って審査を行うことができる．継続審査には，プロトコールの現状，およびデータ

収集ならびに関連活動の詳細を含めなければならない.

免　　除

45 CRF 46.101b に従って連邦規則の中で与えられている免除は，いわゆる「遮蔽(masked)」研究には適用されない［訳者注：遮蔽はブラインド（盲）の代替用語］．これらの免除は，たとえば胎児，妊婦，ヒト体外受精胚，および受刑者のような特殊な人たちには適用できない．ヒト被験者が参加する研究プロトコールを開始する前に，もしもデータ，文献類，記録，および関連項目がすでに収集されている場合には，これらは連邦規則から免除されることになるであろう．

DHHS への報告

法律では，IRB は以下の出来事を DHHS へ報告する必要がある (45 CFR 46)：

1. IRB メンバーの変更．
2. 重大な，あるいは継続的な規則に対する違反

IRB は，規則に対するあらゆる逸脱行為の必ずしもすべてを報告する必要はない．しかしながら，IRB 自体の手続きに，そのような事例が起こったときには DHHS への報告を必要とすると書かれている場合には，その逸脱行為を報告しなければならない．
3. ヒト被験者に対する危険に関係する予期せぬ問題のすべて，あるいは研究計画に関連したその他の事象．
4. 研究計画に対する IRB による承認の停止，あるいは終結．

主任研究者より報告された有害事象（adverse events, AE）のすべてを，IRB が DHHS へも報告するべきかどうかについては，いくらか議論のあるところである．

FDA　規　則

DHHS とは異なり，FDA は研究計画への資金援助は行っていない．しかしながら，FDA はアメリカ国内で販売するための承認を申請する医薬品，生物由来

製品，ヒトへの使用を目的とした医療機器，食品および食品添加物の規制を行っている（21 CFR 50, 54, 56, 312, 314 および日米 EU 医薬品規制調和国際会議（International Conference on Harmonization, ICH）の指針）．さまざまな法令により，以下のことが規制されている．「ヒト被験者の保護」と題された 21 CFR 50,「臨床研究者による資産開示」と題された 21 CFR 54,「施設内審査委員会（Institutional review boards, IRB）」と題された 21 CFR 56,「治験届（Investigational new drug（IND）applications）」と題された 21 CFR 312,「FDA への新薬販売承認申請（Applications for FDA approval to market a new drug or an antibiotic drug）」と題された 21 CFR 314．FDA は研究への資金援助を行っていないので，FDA と DHHS との間で規制に若干の相異がある．しかしながら，FDA は，研究プロトコールの開始時から製品の販売段階まで，その製品の安全性と有効性を保証するために，規制製品に関連したすべての申請を審査する厳しい使命を担っている．FDA は，連邦規則に違反した場合には研究者や治験依頼者に対して刑事上の重い制裁を課すのはもちろんであるが，他方治験依頼者と協力することもあるなど大きな裁量の自由ももち合わせている．

　FDA が臨床試験を規制する管轄権は，治験届のための要件が根拠になっている．治験依頼者はヒト被験者を用いて医薬品の試験を開始する承認を受けるために，FDA へ治験届を提出する必要がある．FDA の法的要求事項にすべて合致した詳細な申請書を FDA へ提出する．新医薬品の研究は 3 相に分けられる．第Ⅰ相では，薬物を初めてヒトに投与することになる．これらの研究は，健康志願者または患者において，非常に綿密な監視の下に，通常入院させた状態で実施される．第Ⅰ相の目的は，薬物の体内動態を測定し，用量を上げた場合に発現する可能性のある毒性を限定することである．第Ⅰ相臨床試験は，通常 20～80 人の被験者において実施されている．第Ⅱ相臨床試験には，数百人の患者が被験者として参加する．これらの治験は，綿密に管理され，短期間に発現する副作用の観察が行われる．第Ⅲ相臨床試験には，数百～数千人の患者が参加する．この試験の目的は，薬の安全性と有効性を測定し，さらに全体としての危険と利益との関係を判定することである．

FDA 規則のさまざまな重要な特徴は，

1. FDA は，被験物質を救急目的で使用する場合に限って，インフォームドコンセント手続きの変更もしくは免除を許可している．しかしながら，被験物質に関して，どのように，そしてどのようなときに救急の指定をすることができるかに関しては，特別な要件が設定されている．
2. 治験届には，FDA 規則から免除されているものもいくつか存在する．しかしながら，FDA 規則から免除されたからといって，そのプロトコールが IRB 承認の要件を免除されるわけではない．
3. おのおのの研究者および副研究者（たとえば，レジデントや助手）は，治験承認の一部として，Form FDA 1572 に署名する必要がある．
4. FDA 規則では，他に治療法がない場合には，臨床試験として手続きしなくても，「個人使用」を認めている．
5. たとえ臨床試験が治験依頼者の研究施設外および管轄域外のところで実施されている場合であっても，FDA 規則では治験依頼者に責任があると認定している．

規則第5項は，治験依頼者が臨床研究組織（clinical research organization, CRO）または治験施設支援機関（site research organization, SRO）へ外注した時のことに触れている．治験依頼者の責任には，研究者の適格性の保証，治験活動の監督，FDA への規則に適合した申請書の提出の保証，臨床試験期間中における被験物質の品質保証などが含まれている．被験物質の品質保証には，たとえば輸送，譲渡および医薬品の臨床試験の実施の基準（good clinical practices, GCP）および先行する動物における毒性データに関する医薬品の安全性に関する非臨床試験の実施の基準（good laboratory practice, GLP）の遵守が含まれている．治験依頼者は，これらの責任のすべて，あるいは一部を，たとえば CRO のような別機関に，文書により委託することができる（21 CFR 312.52）．有効性をもたせるためには，委託するそれぞれの責任を個別に移管契約書に記載しなければならない．さらに，治験依頼者は，「治験届を提出して実施しているすべての臨床研究の進行状況を監督する」（21 CFR 312.56）．そのうえ，治験依頼者は，研究者が

治験契約に違反していることを発見した場合には，治験薬の発送を中止することになる．なおそのうえに，治験依頼者は，新薬の安全性の記録をモニターし，またその情報を 21 CFR 312.32 に要求されているように FDA へ報告しなければならない．もしもその薬が研究被験者に重大な危険を及ぼす場合には，治験依頼者は研究を中止して，FDA，IRB および他の研究者たちに通知する．

6. FDA は，研究者たちが医薬品および生物由来製品の研究における有害事象をすべて治験依頼者に報告することを要求している．

7. FDA は，資産開示を要求している．FDA 規則では，研究成果に影響を及ぼす可能性のある報酬を審査することになっている．研究者（およびその家族）は，金銭的問題が報告要件に影響を与えていないことを FDA に対して報告することになっている．

8. FDA は，ICH が作成した GCP および臨床上の安全性データ管理（clinical safety data management）のためのガイドラインを導入して発表した．FDA のガイドラインは有害事象を 4 つに分類している．

　a. 有害事象（AE）（あるいは，有害作用の経験）：試験中の薬に関係した都合の悪い，意図しない，すべての症状．

　b. 薬の副作用（adverse drug reaction, ADR）：薬に対する有害で，意図しない，すべての反応．

　c. 未知副作用（unexpected ADR）：製品情報に記載されていない副作用．

　d. 重篤な有害事象または副作用：薬の開発を一変させるほどに重篤と考えられる有害事象（重篤な有害事象とは以下のうちのいずれかである）．

　　①死亡．
　　②生命を危機に陥れる事象．
　　③入院治療の必要性または入院期間の延長．
　　④持続的または重篤な機能喪失または不全．
　　⑤先天異常あるいは先天的欠損症．

FDA の報告期限では，致死的，あるいは生命を危機に陥れるほどの未知副作

用は，可及的速やかに FDA に報告することを要求している．しかし，治験依頼者がそれを知ったときからカレンダー上（公休日を含む）で 7 日以内に報告することになっている．詳細な報告書をカレンダー上で 8 日以内に公表しなければならない．致死的あるいは生命を危機に陥れるほどのものではない，その他の重篤な未知副作用は，可及的速やかに，しかし，治験依頼者がそれを知ったときからカレンダー上で 15 日以内に FDA へ報告しなければならない．

DHHS および FDA は，死亡，数日の入院の必要性，および重篤な機能不全に分類される重大な有害事象の報告を要求している．

データ安全性監視委員会（DSMB）

1979 年以来，NIH は臨床試験では，ある形式を整えたデータと安全性の監視プロセスを設定しておくべきことを勧告してきた．1998 年に，NIH はすべての多施設臨床試験がデータ安全性監視委員会（Data Safety Monitoring Board, DSMB）を設置する必要があると発表した．DSMB は，第Ⅲ相臨床試験の安全性を定期的に監視する管理組織である．2000 年に，NIH は，第Ⅰ相および第Ⅱ相臨床試験を DSMB の管理下におく必要がある旨を加えた．研究者たちは，危険の程度，複雑性，および治験の性質に従って異なる監視計画を提出しなければならない．監視方法は，IRB，FDA および NIH への有害事象の詳細な報告計画で構成されている．DSMB のメンバーは，治験に関係していないこと，および利害の対立がないことが望ましいとされている．DSMB には，生物倫理および生物統計学の専門家に加えて，その特定の治験に関連した分野の専門家が入っていなければならない．

分かっている限りでは，FDA は DSMB の設置を特別要件には挙げてはいない．しかしながら，治験依頼者は，特に危機管理を目指しているのであれば，適切な DSMB を設置することになるであろう．消費者安全対策官室（Consumer Safety Office）を介した FDA との事前審査における討議では，治験依頼者あるいは FDA は先を見越して行動するために，すなわち，予防手段として DSMB の利用を十分に考慮することになるであろう．治験の進行段階（相），試験品目の新規

性の程度，前臨床試験における経験，およびおそらくあらゆる種類の公益的，法的あるいは倫理的問題によって，そのような処置を取らざるを得なくなるのは明らかであろう．すべての臨床試験にDSMBを設置するべきであるという議論があった．今後2, 3年もすれば，臨床試験において全般的な監視と安全性の問題に関して，いくつかの変化が起こることであろう．

問 題 最も適切な答を選びなさい

1. コモンルールと関係するものは：
   a. 国家研究法（National Research Act）
   b. 45 CFR 46
   c. 連邦政府機関の大多数
   d. 民間の資金援助を受けた研究には適用されないという事実
   e. 上のすべて

2. コモンルールに従って行うことになっているものは：
   a. 国家諮問委員会の設立
   b. 政府資金によってヒト被験者を使用する研究を実施する各研究施設における施設内審査委員会（IRB）の創設
   c. IRBが研究施設におけるすべての研究プロトコールに対して管轄権をもつこと
   d. 食品医薬品庁（FDA）はコモンルールを守るべきこと
   e. 上のどれでもない

3. 現在のところ，研究におけるヒト保護のための事務所（OHRP）が直接報告を上げるべきところは：
   a. 国立衛生研究所（NIH）所長
   b. FDA長官
   c. 厚生省（DHHS）長官
   d. DHHS長官補

e. DHHS 副長官

4. OHRP は 45 CFR 46 の遵守を普及させるために，主として以下の方策を採用している：
   a. 無作為に，しかも通告なしに研究現場を訪問する
   b. 「保証」と呼ばれている 45 CFR 46 の遵守方法に関する，研究における危険からの保護のための事務所（OPRR）と研究施設との間の協議による同意
   c. IRB の設立
   d. 上のどれでもない
   e. 上のすべて

5. 連邦政府の資金援助を受けている研究は：
   a. DHHS の資金援助を受けている
   b. 組織的である
   c. 一般化可能な知識に役立つ
   d. 1 人またはそれ以上の患者で実施されている
   e. 上のすべて

6. DHHS の資金援助を受けているヒト被験者が参加する研究計画は，もし以下の条件が当てはまる場合には，45 CFR 46 を遵守しなければならない：
   a. 医薬品の申請に用いられるとき
   b. アメリカ国内で研究が実施される場合のみ
   c. DHHS の資金援助が 50％以下の場合には免除される
   d. 薬物もしくは施設のみを使用する場合には免除される
   e. 上のどれでもない

7. IRB は，以下のメンバーで構成されていなければならない：
   a. すべて研究施設が指名した最小 5 人のメンバー
   b. 最小 5 人のメンバーで，そのうち 4 人を研究施設が指名する
   c. 最小 25 人のメンバーで，そのうち 1 人は地域住民から選ばれる
   d. 1 人が地域住民から選ばれていれば，何人のメンバーでも構わない

e. a および d のみが正しい

8. 45 CFR 46 に従って，IRB が DHHS への報告を要求されている項目に含まれていないものは：

a. 構成メンバーの変更
b. ヒト被験者への予期していなかった危険性
c. 研究計画に対する IRB 承認の停止
d. これは DHHS へ報告する必要があると自身で文書化し，記載されている方法の遵守違反
e. 規則の遵守違反

参 考 文 献

Advisory Committee on Human Radiation Experiment (ACHRE) (1995) Final Report, stock number 061-000-00-848-8. Available from: Superintendent of Documents, US Government Printing Office, Washington, DC. Tel: (202) 512-1800; Fax: (202) 512-2250.

21 Code of Federal Regulations parts 50, 54, 56, 312, 314, and ICH guidelines.

45 Code of Federal Regulations part 46.

International Conference on Harmonisation (ICH) (1998) Guidelines for Good Clinical Practice, adopted by the FDA.

International Conference on Harmonisation (ICH) (1995) Guidelines for Clinical Safety Data Management: Definitions and Standards for Expediated Reporting. Adopted by the FDA: Federal Register.

National Bioethics Advisory Commission (NBAC) (2001) Ethical and Policy Issues in Research Involving Human Participants: Volume 1, Report and Recommendations of the National Bioethics Advisory Commission, Maryland, August 2001.

National Commission for the Protection of Human Subjects of Biomedical and Behavioral Research (1979) Belmont Report: Ethical Principles and Guidelines for the Protection of Human Subjects of Research. Washington, DC: US Department of Health, Education, and Welfare.

Office for Protection from Research Risk (OPRR) (1993) Protecting Human Subjects: Institutional Review Board Guidebook. Washington, DC: US Government Printing Office.

4. インフォームドコンセント

　ニュルンベルク綱領の原則1，インフォームドコンセントは，危害の予防を含めて，個人の自主性の保護が中心になっている．可能な限り危害を予防するために，インフォームドコンセントの取得手続きにおける理解，自発性および情報開示の保証を要求している．

　20世紀の生物倫理の観点からみると，インフォームドコンセントの問題は，「原則」を参考にして議論が行われている．そして，施設内審査委員会（IRB）はこの原則をいわば応用した形に解釈して，実際に研究を行っている人たちおよびヒト被験者と接触している人たちがそれを実行している．

　適正なインフォームドコンセントの実施を保証するために，研究目的，および研究目的が被験候補者の病気とどのような関係にあるか，および被験者の福利に及ぼす影響などを含めたいくつかの重要な要件が存在する．それらの要件とは，被験者は何を経験することになるか（研究方法）に加えて，被験者は何を求められているか，被験者にとってどのような危険と利益が予想されるか，研究に参加しない場合には，被験候補者にはどのような代わりの治療法があるか，などである．

　インフォームドコンセントの問題の核心は，研究への参加に対する補償および被験者の募集から個人データの守秘義務とプライバシーにまで及んでいる．きわめて最近のことであるが，新領域の科学研究に関連して発生した問題を含めて，インフォームドコンセントが原因となって発生した一連の問題が公的および私的な公開討論会で取り上げられている．遺伝子研究に関係した事例は，倫理原則の適用が明らかに必要であり，IRBがヒト被験者を十分に保護するために何をするべきかを決める際に直面する難しい問題

を実地に示している.

> **学習項目**
> ●インフォームドコンセントと倫理原則との関連
> ●インフォームドコンセントの要件と例証された問題点
>   a. インフォームドコンセント
>   b. 研究への参加に対する補償
>   c. 遺伝子研究における同意

国内の事件であるか外国の事件であるかに関係なく，しばしば危機的局面や問題を引き起こしたり，あるいは大事件となった結果として，研究に参加したヒト被験者への虐待に対する国民の認識が高まってきた．

当然の結果として，危機または難題の解消を支援するために，あるいは国内規制および国際規制を強化するために，倫理原則を応用する動きが，これらの事件によって促進されてきた．ニュルンベルク（第二次世界大戦後のナチ科学者に対する裁判）から日米EU医薬品規制調和国際会議（International Council on Harmonization, ICH）（1990年代の，5年以上に及ぶ臨床研究指針の起草努力）に至るまでの，生物倫理として知られるようになったものが，「原則」を通じて明確になってきた．これらの原則は，個人の選択の自由，および個人の臨床研究への参加に対する適切な承諾を強調している．これらは，いずれも「説明（informed）」と「同意（consent）」の核心である．

倫理審査組織（Ethical Review Bodies）および施設内審査委員会（institutional review board, IRB）（以後包括的に施設内審査委員会という）は，ヒト被験者の保護に関連した事項を決定する際に，これらの原則を応用している．しかしながら，運営実体に合わせて倫理原則を解釈することは，IRBにとって問題であるのみならず，研究現場の研究者や研究職員にとってもまた重大な問題を引き起こす．アメリカにおいては，どこで研究が行われているにしても同じように，追加指針として倫理原則に則った（連邦規則および国際ガイドラインに基づいて）必要とされるインフォームドコンセント要件を，理解可能な形で伝達することが目標になっている．このためには，計画されている研究の「科学」に関してのみならず，被験者の立場からみて重要な問題（公正，善行，および自主性）に関連する原則についても，教育を受けた感性豊かな職員が必要である．同様に被験候補者からの研究者と職員に対する信頼も重要である．

被験候補者に対する同意取得手続きを実行する前に，臨床研究の実施に係わるすべての重要な職員が，共同してインフォームドコンセントの書式草案の作成と検討を行う．もしも治験依頼者が評価中の医薬品，治験用具あるいは生物由来製品の商品化に係わっている場合には，治験依頼者（あるいは，たとえば臨床研究

組織（clinical research organization, CRO）のような治験依頼者の代理人），現場の代表者，および IRB のすべてが，文書の起草に係わることになる．被験者を研究に登録するために使用する文書を最終的に承認する権限は IRB にある．研究施設（たとえば，大学）においては，研究施設の IRB および（あるいは）研究におけるヒト保護のための事務局（Office for Human Research Protection, OHRP）の助けを借りて，臨床研究者がインフォームドコンセント文書の書式化を支援する．

典型的には，治験依頼者（あるいは CRO）が，インフォームドコンセント文書草案を作成する．それをさらに研究者が検討して IRB へ提出する．IRB メンバーと関係者が，文書に提示された情報が適切で十分であるかを検討して審議する．IRB が変更を加えた場合には，治験依頼者と研究者がその変更点を検討する．いったん合意が成り立てば，その文書は正式に承認される．その任務への関与を認定された研究職員が，研究現場においてその文書を使用する．研究デザイン（プロトコール）の変更，あるいは被験者保護に関連した問題に影響を及ぼすような新しい情報が明らかになった結果として，後にその文書に変更を加える必要が出てくることもあるかもしれない．繰り返すが，大学のような環境においては，臨床研究者および（あるいは）たとえば研究管理者のような職員が，インフォームドコンセント文書草案を作成する大きな責任を負わされている．IRB 職員は，文書を審査して，もし必要があれば変更を提案する．それから，同意文書を残りの研究プロトコール申請書類とともに IRB へ提出する．

インフォームドコンセント文書の重要な点は，研究プロトコールとインフォームドコンセント文書および手続きが，互いに矛盾しないことである．すなわち，特に目的，研究方法，および危険と利益などの文書に記載された情報と，研究職員が提供する情報が，プロトコールに明示されている研究デザインと一致している必要がある．

インフォームドコンセント文書は，同意取得手続き作業を管理している人たち（典型的には，研究コーディネーターと研究者）が，十分に，そして明確に同意書式を被験候補者に提示するための原稿としてみられることもある．

法律と倫理指針では，インフォームドコンセント文書中には必要不可欠な要件を含める必要があると提唱しているが，下記のリストは最重要点の概略を示したものである．

- 被験候補者の自発的意思による研究への参加．
- 研究目的と被験候補者との関係．
- 被験者は何を経験することになるか（研究方法）．
- 被験者は論理的にどのような危険と利益を予想できるか．
- 研究と被験者の権利に関連する事項についての回答を得るために接触すべき人物．
- 被験者はどのような状況の場合に研究への参加を中止することができるか．
- 研究に参加しない被験候補者にとって代わりに取り得る治療法．
- あいまいな言語と免責的言語の使用を最小限にし，できる限りわかりやすい用語を使用すること．
- 被験者に関する情報と研究過程で得られたデータにアクセスできる人物に関する情報．

インフォームドコンセントに関連した議論は，典型的に，これらの重要な情報に絞られる．しかしながら，被験候補者に対して，文書形式にした書類全体を検討する機会を与えるべきである．これには，研究に参加した場合の価値を判断する十分な時間を与えること，および何か質問があればそれに対する回答を得る機会を与えることが含まれている．研究者の事務所においてさえも，家族，友人，および（あるいは）介護者，あるいは法的後見人もまた同意取得手続きに参加することがあるかもしれない．適切なインフォームドコンセントを取得するための秘訣は，十分に時間を割くこと，および研究に関連した疑問に答えられる見識をもった職員を置くことである．

ニュルンベルク綱領では，ヒト被験者を研究に倫理的に参加させるための重要な要件として，インフォームドコンセントを取得するための原則を挙げている．しかしながら，インフォームドコンセントは，必要ないのではないかとか，あるいは研究を倫理的に実行するためには不十分ではないかといった議論が行われて

きたこと（Emanuel et al., 2000）は注目に値するほどに興味ある点である．

インフォームドコンセントの要件と問題

インフォームドコンセントに関連したさらに重要ないくつかの議論は，身体的，情緒的，あるいは精神的問題により，提示されていることを理解できないか，あるいはできそうにもない被験候補者たちに関係したものである．このような人たちは，脳機能障害をもつ人たちから心理学的疾患をもつ人たちにまで及んでいる．この問題は，さらに7章でも取り上げている．

別の領域の議論は，研究に参加している人たちへの補償の問題である．1999年に，国立衛生研究所（National Institute of Health, NIH）はこの問題に関する検討を行った．その結果，重要な議論が行われた．IRB は，提示された支払い金額，あるいは勧誘条件が許容できるかできないかを，基本的にはケースバイケースで審議して決定している．IRB は，最新の食品医薬品庁（Food and Drug Administration, FDA）インフォメーションシートにある指針を根拠にして判定を行っている（FDA, 1998）．

IRB の決定は，補足的な倫理原則である配分公正（利益を共有する人たちは危険もまた共有しなければならない，また逆の場合も当てはまること）を意味するベルモント報告を理論的根拠にしている（National Commission, 1979，および研究倫理に関する他の文書から）．さらに，自主性と同意，あるいは被験者を参加させるための容認できない勧誘条件の回避（たとえば，強制されていない）などの原則の充実を図ることは当然のことである．

カナダのオタワでの第151回理事会のときに，世界医師会医学倫理委員会（Medical Ethics Committee of the World Medical Association）は，ヘルシンキ宣言に対して，広範な改定を提案した．その提案には，「インフォームドコンセント」に関する22条の一部として，臨床研究における被験者への金銭的支払いに関連する以下の原則が挿入されている．

　「（被験候補者に対して）脅迫，強制，威圧，不当なごまかし，あるいは不適当な圧迫があってはならない．物質的な勧誘条件は，小額の所要経費の支払

い，および時間，迷惑，あるいは不安に対する正常なレベルの補償に限定するべきである（傍点原著者）」．

特に低開発国や経済的に恵まれていない地域においては，また実施できる代わりの治療法がないとか，あるいは十分な治療法のない病気などの場合には，医療を受けられること自体が勧誘条件となる．したがって，IRBは被験者に対する報酬の問題のみならず，研究への参加に対する勧誘条件も審議しなければならない．報酬の問題は，金銭的収入だけが関係するものではない．つまり，志願者を勧誘して募集する方法も含まれることがある．

そのために，臨床試験被験者に対する報酬が正当であるかないかを審議する場合に，IRBは多くの要件を考慮する必要がある．これらの要件は，考慮中の計画ごとに異なるものであろうし，すべてが個々の例に該当するというものではない．

インフォームドコンセント取得に係わる要件

すべての研究者と職員にとっての基準は，被験候補者から正しくインフォームドコンセントを取得することの必要性である．上記のように，時間を十分に使うことおよび質問に対する専門家からの回答の影響に加えて，以下に示すその他の要件もまた，よいほうにも，悪いほうにも，インフォームドコンセント手続きに影響を及ぼすことがある．

1. 研究に参加する被験者への報酬の目的は，以下のためであるか：
   a. 謝礼金の形式で，被験者の利他的な参加に感謝するためか（たとえば，参加への謝意）．
   b. 臨床試験のために要した経費を弁済するためか（たとえば，研究に関連した受診）．
   c. 研究のために，使った時間，および（あるいは）仕事ができなかったこと，または賃金を失ったことに対する補償をするためか．
   d. 臨床試験の期間中に被験者がとった行動，あるいは被験者が受けた処置に対する補償をするためか（たとえば，質問に回答する，日記をつける，血

液サンプルを提供する，X線写真撮影を受ける，あるいは，たとえば内視鏡検査などのその他の診断処置を受けること）．
2. 利益と比較した研究への参加に起因する危険のレベル；被験候補者に提示されているように，利益あるいは危険は：
   a. 研究への参加という範囲に限ってみれば，被験者の決断を変えるように意図されていたか．しかし，それは実質的な危害が及ぶような危険のないものであるか（たとえば，質問に回答する，日記をつける，小量の血液サンプルを提供する）．
   b. 歓迎せざる危害を受ける危険を背負う被験者のためのものであるか（たとえば，頻回の採血，または重篤で長期的な傷害あるいは死に至るような危険はない，その他の種類の非侵襲的処置，あるいは第I相試験）．
3. 被験者の自主性：
   a. 被験者の年齢は，金銭的，あるいは他の研究関連の勧誘条件にとって重要であるか．
   b. 被験者は，研究者，研究職員，あるいは治験依頼者と従属関係にあるか（たとえば，従業員，学生，特殊施設に収容された患者）．
   c. 研究が行われている人たちの相対的経済状態はどうなっているか（たとえば，処置あるいは直接補償のいずれかに関係した小額の金銭が，低所得者にとってはある行動をとらせるテコとなることがあるか）．
   d. 提供される補償が，金銭か，あるいは医療の受診かのどちらかである場合に，被験者は，実際に金銭を受領することになる他人によって権利が代行されているような人であるか（たとえば，子供だけでなく両親が報酬を受け取る小児科領域における研究，あるいは被験者だけでなく介護者が報酬を受け取るアルツハイマー病に罹患した研究被験者での研究）．
4. 報酬の性質：
   a. 現金，現金に相当するもの，あるいは物であるか（たとえば，子供のためのおもちゃ）．
   b. いつ報酬が提供されるか：一時払いか，あるいは研究期間を通じて日割り

払いか．
- c. 研究が完了した場合にはボーナスを提供するような，研究の完了に過剰な重点が置かれていないか．もしそうであれば，これは脅迫，あるいは過剰な勧誘条件として問題となるか．
- d. 補償の種類，あるいは額に関連して，特別なプライバシーおよび（または）守秘義務の問題はあるか（たとえば，収入を税務所あるいはその他の政府，州，および市町村の関係部署へ報告する必要性）．

5. 公平性：
   - a. 多施設研究において，研究現場ごとの補償額の差はどうなっているか，差の大きさはどの程度か，差を説明する根拠は何か，ある種の被験者たちを研究に参加させることに好意的，あるいは非好意的な潜在的偏見が存在するか．
   - b. 地域社会の態度と地域条件が，ある地域と他地域との間において提供する補償の種類と額に，どのような影響を及ぼしているか．

6. 研究の相（phase）：
   - a. 補償と治験の相との間にはどのような関係があるか．危険性が大きくなれば，より大きな補償が提供されているか．
   - b. 「職業的患者」に関係した特別な問題が存在するか（特に，第Ⅰ相と高度な補償がある研究において）．

報酬よりも，被験者を取り巻く問題として勧誘条件を考慮すると，以下のことも考慮しなければならない．
- 研究の，あるいは研究施設の募集資料に，勧誘の言葉，図画，その他の媒体があったかどうか．
- たとえば，地域社会の経済状態，あるいはその病気に悩む患者たちの「絶望」といった極端な性質をもった明白な説得力だけでなく，微妙な説得力に関して，研究への参加対象とされている地域社会および（または）患者たちからの感謝があるかどうか．

ある種の地域社会や患者群に対する特殊な問題として，多くのIRBが勧誘条件に関心をもっている．審議の過程において，IRBは勧誘条件が問題となる可能性を指摘する傾向があった．しかしながら，IRBは，厳格な規制を実施することをためらって，この問題に対する臨床研究企業全体の意識レベルを上昇させるために，代わりに研究者，治験依頼者，CROおよび（あるいは）関係する研究施設に対して勧告を行うことを選択した．特に健康な志願者に対しては必要な参加者数を集めるために，十分に大きい報酬が必要であると主張している人たちもいる．言い換えれば，どうして健康な被験者が会社の利益のために危険を背負う必要があろうか．消防士や警察官のように危険性の高い職業に就いている人たちは対極にある人たちよりも実際に高い賃金を得ていると，彼らはいっている．

いくつかのIRBは，一般的にある種の報酬を容認できないとの見解をとっている．そのような報酬は，以下のように分類される方向にある．

- 危険が利益に釣り合わないときに，被験者の参加を確保するための報酬（たとえば，単に患者の同意を得るための金銭の提供）．
- 研究のために費やした時間，および（あるいは）研究に参加したことにより受けた処置に対して必要とされるよりも，非常に過大と思われる報酬．
- 子供，あるいは思春期にある被験者の研究への参加に対する両親および（あるいは）保護者への大きな報酬．

より重大な関心を集めている領域は，プライバシーと守秘義務の問題である．「コールセンター」やウェブ，インターネットを介した登録方式を使用した募集から遺伝子研究への参加募集に至るまでの事柄において，これらが問題として明らかになっている．

インフォームドコンセントに関する議論を締めくくるに当たり，遺伝子研究の問題を考えてみることは妥当であろう．ここでは，実際にどのようなプライバシーと守秘義務の問題が存在するかを実地に調査するだけでなく，研究被験者がどのような内容で構成された情報を使った説明を受けているかについても事情を明らかにする．したがって，治験依頼者，研究施設およびIRBはいずれも，以下の要件に関して注意を払う必要がある．

- 危険の閾値(いき)と一般集団からの選択は妥当であったかだけでなく，臨床的危険性の予測因子としての検査・鑑別結果の限界を含めて，関連する診断的検査および（あるいは）鑑別検査，およびそれらの相異点は何であるか．
- 被験者に結果を知らせるか知らせないか，および検査結果を受け取らないこともできるか．もしも結果が知らされる場合には，その心理的影響を評価するためにどのような手段が存在するか．
- 開示，「正直に」，被験者にとって直接的には有用性のない情報，あるいは説明不能な情報の場合には，開示するということになりがちである．
- 偶然の発見：もし伝えるのであれば，これらの発見をどのように被験者に伝えるか，未知の危険性の評価，危険性を確認し，将来それを被験者に知らせるための研究方法．
- 利益：ある個人，その人の家族，その人が所属している地域社会にとって参考になる，あるいはならない検査結果，ある個人にとっての商業的価値．
- 危険性：プライバシーに及ぼす影響とデータの不正使用の可能性（たとえば，個人的な迷惑，社会的汚名，不作為的差別，失職，保険加入の拒否，あるいは昇進の不承認），家族，あるいは被験者が一員となっている集団に対してある固定観念を抱かせること，あるいは非難を引き起こすこと，未知の危険性，精神衛生上の危険性．
- 心理的および医学的影響：遺伝学的および心理的カウンセリングが受けられるか否かを含めた，潜在的なマイナスの影響を処理するための研究手段．
- 本人および試料の研究からの撤退：きちんと用意されている研究方法．
- 研究への参加原則としての，権利，あるいは試料管理権の任意放棄（たとえば，脅迫の問題）．
- 研究におけるすべての商業的利益の開示．
- 長期にわたる追跡の要件だけでなく，どの程度の期間データが保管されるかに関係した時間枠．
- 二次使用：試料が保管されている場合に，（誰が）手に入れて（どのような目的に）使用し，そして（被験者に再度接触することに関連した）連絡義務の問

題.
- 費用関連：研究内における費用に加えて，研究結論の結果によって，いくらかでも費用を要することになるか.
- 守秘義務とプライバシー：準備万端整っている方法および守秘義務とプライバシーに対して制限がある方法，ある被験者のデータの特定，および出版物あるいはデータバンクの中で個人名を特定することに対して，どのような制限があるか，あるいはないか.

要約すれば，複数の歴史家が，20世紀を科学と技術発展の黄金時代と呼び始めた．これが真実であろうがなかろうが，21世紀においては，国民と研究者のいずれもが，前世紀において荒廃させた倫理問題の重要性に直面している．国民は，そうした進歩を達成するために冒す危険に対して，引き換えに獲得する革新的医療や病気の治療法が許容できるかどうかの折り合いをつけなければならない．

研究者たちは，ヒト被験者（および動物）にとって許容可能な危険性を含めた適切なプロトコールの開発に期待せざるを得ない，有望な「突破口」の考案に立ち向かっている．科学企業および臨床研究企業は一丸となって，究極の革新的難題に立ち向かっている．すなわち，有用性の予測性を改善して研究におけるヒトや動物の使用を減らすために，「代替，あるいは補助医薬品」だけでなく，新しい化学物質および遺伝子材料を試験するための，技術に裏打ちされた，あるいは純粋に高度に創造的な方法の開発である.

この章の要点は以下の通りである.
- 倫理原則は，インフォームドコンセントの理論的根拠であるばかりでなく，その手続きをも方向づけるものでもある.
- 倫理原則に一部由来する規制は，インフォームドコンセント文書中にある種の要件を含めることを要求している.
- インフォームドコンセント特有の問題には，研究被験候補者への十分な情報提供の手続き，研究への参加に対する補償の問題，および（プライバシー，守秘

義務,および脅迫に関する倫理問題を含めた)同意に関係する遺伝子検査の時代を反映した問題が含まれている.

問　題　最も適切な答を選びなさい

1. インフォームドコンセントとは:
   a. 文書
   b. 手続き
   c. 規制による要件
   d. aとcのみ正しい
   e. a, bおよびc

2. 日米EU医薬品規制調和国際会議 (ICH) とは:
   a. アメリカ政府のガイドライン
   b. アメリカ政府の規制
   c. 臨床研究を実施するための世界的な基準
   d. 署名国にのみ適用される臨床研究を実施するためのガイドライン
   e. 上のどれでもない

3. 施設内審査委員会 (IRB) が審査しなければならないものは:
   a. 被験者への金銭的支払い額
   b. 研究参加者への勧誘条件
   c. 被験者の募集方法
   d. 上のすべて
   e. 上のどれでもない

4. 次のうちIRBの関与範囲外のものは:
   a. 被験者に困惑をもたらす可能性
   b. 遺伝子材料の商業的価値
   c. 患者記録のプライバシー
   d. 臨床研究に対する地域社会の態度

  e. 上のすべて
5. 臨床研究過程における主要構成要件は：
  a. 治験依頼者
  b. 研究者
  c. 食品医薬品庁（FDA）あるいは国立衛生研究所（NIH）
  d. 上のすべて
  e. a および c

ケーススタディ

［訳者注：原著者はいずれの章においてもケーススタディに関する模範解答を示していない．これは，本書を参考にしながら，読者が自由な発想によって独自に問題を解析して，その解決法を見出すことを期待しているものと考えられる］

ケース1 ある内科医の診察室において患者が，臨床研究計画に参加する話を持ちかけられている．その内科医はその種の研究を実施しており，この特別な研究計画の一部に実際に携わっている．その内科医の研究コーディネーターは，経験を積んだ人で，医師・研究者の代理をして，内科医の監督の下に，患者の診療記録を調べ，その患者が研究への参加条件を満たしていることを確認した．研究コーディネーターは，その患者と接触して参加を考えるように促して，とても見込みがありそうな新しい治療法に関係した研究計画の話を持ち出した．
  研究コーディネーターが同意取得手続きを開始した方法の中で，倫理に係わり合いがある点は何か．これまでのところ，研究コーディネーターは適切な行動をとっているか．

ケース2 通常の医学検診中に内科医が病気の兆候を発見し，患者にこの病気に関連した臨床研究計画に参加するつもりはないかと訊ねた．その研究は内科医と親しい同僚が実施中である．この話し合いの一部で，その内科医は研究に参加すれば，その分野の専門家によってもっときめ細やかな医療を受けることになる

でしょうとほのめかした．さらに，登録した被験者に対して，失職による賃金の補償もあることを告げた．患者を差し向けて研究に登録すると，その内科医はそれに対して2500ドルのボーナスを受け取ることになっていることは，明らかにしなかった．

　どのような状況において，その内科医は患者にそのボーナスのことを明らかにする責任があるか．

ケース3　　歯を白くする新しい練り歯磨きを試験するために，志願者を募集していることを簡単に書いた広告が，低所得層で構成された地域全体にわたってチラシとして配布されただけでなく，ある地方の地域新聞にも掲載されている．その広告の見出しには，大きな太字で，「あなたの生涯にわたって白い歯を」と書かれている．その中にはさらに，「あなたは100ドルを受け取り，診療所への往復は無料です」とも述べられている．

　IRB関係者（委員あるいは代理人）として，あなたは何が問題と考えるか．インフォームドコンセント文書には，報酬のことをそれとなくいうために，どのような言葉を使うべきであるか．

謝　　辞

　遺伝子研究に関する大要を明確に系統立てて述べるために，原著者らは，Glass, K. C. *et al.*(1997) の「ヒト遺伝子研究プロトコールの構築，第Ⅱ部：診断とスクリーニング研究」(Structuring the review of human genetics protocols, Part II: Diagnostic and screening studies, IRB **19**(3-4), 2-3; Selwitz, A. S.(1996) の「DNA銀行および遺伝子研究に関連したインフォームドコンセントの取得において検討されるべき問題」(Issues to be addressed in obtaining informed consent involving DNA banking and genetic research, ARENA) を参考にした．

参 考 文 献

Advisory Committee on Human Radiation Experiments (ACHRE) (1995) Final Report, stock number 061-000-00-848-9. Available from: Superintendent of Documents, US Government Printing Office, Washington, DC. Tel: (202) 512-1800; Fax: (202) 512-2250.

Beauchamp T & Childress J (1994) Principles of Biomedical Ethics, 4th edn. New York: Oxford University Press.

Capron AM (1989) Human Experimentation. In: Medical Ethics (RM Veatch ed.), pp 125–172. Boston, Massachusetts: Jones and Bartlett.

21 Code of Federal Regulations parts 50, 56

45 Code of Federal Regulations part 46

Council for the International Organizations of Medical Sciences (1993) International Ethical Guidelines for Biomedical Research Involving Human Subjects. Geneva, Switzerland: CIOMS.

DeRenzo EG (2000) Coercion in the recruitment and retention of human research subjects, pharmaceutical industry payments to physician-investigators, and the moral courage of the IRB. *IRB Rev. Hum. Subjects Res.* 22(2), 1–5.

Dunn C & Chadwick G (1999) Protecting Study Volunteers in Research: a Manual for Investigative Sites. Boston, Massachusetts: CenterWatch.

Emanuel EJ Wendler D & Grady C (2000) What makes clinical research ethical? *JAMA* 283, 2701–2711.

Engelhardt HT (1996) The Foundations of Bioethics, 2nd edn. New York: Oxford University Press.

Epstein KC & Sloat B (1996) Drug trials: do people know the truth about experiments? In the name of healing. *The Plain Dealer* Dec 15.

Epstein KC & Sloat B (1996) Drug trials: do people know the truth about experiments? Foreign tests don't meet US criteria. *The Plain Dealer* Dec 17.

Food and Drug Administration (FDA) (1998) Information sheets: Guidance for Institutional Review Boards and Clinical Investigators. Rockville, Maryland: FDA.

Ginsberg D (1999) The Investigator's Guide to Clinical Research, 2nd edn. Boston, Massachusetts: CenterWatch.

Hartnett T ed. (2000) The Complete Guide to Informed Consent in Clinical Trials. Springfield, Virginia: PharmSource Information Services.

Levine R (1986) Ethics and Regulation of Clinical Research, 2nd edn. New Haven, Connecticut: Yale University Press.

National Commission for the Protection of Human Subjects of Biomedical and Behavioral Research (1979) Belmont Report: Ethical Principles and Guidelines for the Protection of Human Subjects of Research. Washington, DC: US Department of Health, Education, and Welfare.

Office of the Inspector General (2000) Recruiting Human Subjects: Pressures in Industry-Sponsored Clinical Research. Available at: http://www.dhhs.gov/progorg/oei

Office of the Inspector General (2000) Recruiting Human Subjects: Sample Guidelines for Practice. Available at: http://www.dhhs.gov/progorg/oei

Sloat B & Epstein KC (1996) Drug trials: do people know the truth about experiments? Using our kids as guinea pigs. *The Plain Dealer* Dec 16.

Sloat B & Epstein KC (1996) Drug trials: do people know the truth about experiments? Overseers operate in the dark. *The Plain Dealer* Dec 18.

(1996) The Nuremberg Code. *JAMA* 276, 1691.

Weiss R & Nelson D (2000) US halts cancer tests in Oklahoma. *The Washington Post* July 11.

Weiss R & Nelson D (2000) FDA faults Penn animal tests that led to fatal human trial; genetic research killed teenager. The Washington Post July 12.

World Medical Association (WMA) (2000) Helsinki Declaration: Recommendations Guiding Physicians in Biomedical Research Involving Human Subjects. Helsinki: WMA.

5. 施設内審査委員会（IRB）

　歴史的にみて，施設内審査委員会（IRB）は，研究を主要な任務の1つとする，大規模な，大学の，教育を行うメディカルセンターに付属してきた．これまでのIRBの役割は，ヒト被験者が参加する研究の「倫理面における監督」に関連していた．IRBはあらゆる研究企業にとって重要な構成要素であると直感的に推測できるかもしれないが，法的に設置が義務づけられているこの委員会による監督業務は施設によって大きく異なっている．

　大学のメディカルセンターに基盤を置くIRBは，臨床および生物医学研究の主要な構成要素であったし，また引き続きそうなっている．特に医薬品，医療機器および生物由来製品の開発分野においては，大学外における臨床研究が急速に拡大しているので，特に1970年代初期以降，独立IRBも設立されるようになってきた．

　全体として，国内的にも，また国際的にも，IRBは臨床研究分野において重要な縁の下の力もちのような役割を果たしていることに変わりない．

学習項目
- 施設内審査委員会（IRB）の役割
- IRBは臨床研究企業の中にどのように適合しているか
- IRBの構成要素は何か
- IRBはどのように機能しているか

特にヒト被験者の権利と福利の保護に関して，施設内審査委員会 (institutional review board, IRB) の活動様式は，研究プロトコールを審査して裁定を行うための，同領域の専門家による審査制度が拡張したものとして発展してきた．ナチや日本人による人体実験が発覚したことを踏まえて，第二次世界大戦後においては，ヒト被験者に対する保護をより篤くするようにとの圧力が劇的に増大した．1960年代末期および1970年代における文化的不安定性に加えて，老齢者，受刑者，およびアメリカにおいてアフリカ系国民に対する非常に劇的な虐待事件が暴露されたことにより，法制化を求める民意が増幅された．

1974年に厚生教育省 (Department of Health, Education, and Welfare) は，IRBの創設に関して，45 CFR 46として知られている連邦規則を公布した．続いて1981年に，(製薬会社による) 私的あるいは (連邦政府による) 公的な助成研究，または委託研究におけるIRBの活動 (Levine, 1986) およびその役割に関する詳細な法律が制定された．

この章では，発生しつつある問題を考慮に入れて，治験依頼者と研究者に対する影響だけでなく，IRBの構造と機能，IRBが現在直面している「岐路」について述べることにする．さらに研究が，承認，実行，継続審査，最終審査へと進行していくにつれて，IRB職員だけでなく，研究者とIRBが審査過程において，どのように係わり合うかについても述べることにする．IRBの設立に至る法律の進展に関する詳細な解説は，3章を参照するか，または他書 (Levine, 1986) および資料 (OPRRビデオテープシリーズ) をご覧いただきたい．

背　景

創設以来，IRBは，研究に参加するヒト被験者の「権利と福利」を保護するために，監督を行う法的負託を受けている (21 CFR 56, 45 CFR 46およびコモンルールを参照). IRBに権限を付与するために発令されたその法律は，生物医学および行動研究におけるヒト被験者の保護に関する国家諮問委員会の報告書 (ベルモント報告書) 中に記載されている原則をその根拠として使用している (National Commission, 1979). しかしながら，IRBがその義務を遂行するための

方法に関する明確な細かい規定はその法律の中にはない．さらに，現時点においても，問題を解決するための特別な方法論に関する指導もない．そのために，IRBごとに職務や作業手続きが大きく異なっている．しかしながら，その法律にはヒト被験者が参加する研究は，開始前にIRBによる承認を受ける必要があることが明確に述べられている．またその法律は，IRBは承認した研究を進行に沿って継続的に審査しなければならないし，また継続審査の間隔は12か月を超えてはならないと義務づけている．

1990年代後期から，IRBの役割が詮索と批判を受けるようになってきた．
- 1998年の監察総監室報告書（Office of the Inspector General's Report）は，現在のヒト被験者保護の業務が「危機に瀕した制度」となっているのではないかとの疑問を発した．さらにその後2年以内に提出された報告書には，前報告書に対して十分な対応がなされていないと述べられている．
- 患者と臨床研究企業との間の関係の推移を印象的に再構成した眺望を図示して研究への参加とプライバシーから，賠償，情報へのアクセス，および諸権利の所有権にまでわたる連邦法および州法が成立している．
- 患者の擁護とバイオテクノロジーの華やかな新世界との間の避けられない衝突が，社会および公共政策における論争の重要な構成要因となっている．

現　　状

われわれはすでに，IRBは社会の「調停機関」の1つであるといってきた．この章で述べるように，IRBが果たすべき役割の中に含まれているものは深遠である*．

臨床研究自体は，社会の中の制度の1つである．研究活動は，病気に対する治療法の発見および病気に関するさらに詳しい理解を約束するものであることに加えて，専門的，経済的，および社会的利益を社会に対して提供するものである．臨床試験は，現時点では大きな可能性をもっており，さらに地域社会と経済の発展にとって大きな潜在力を秘めた医療の重要な源である．臨床研究は，製品と設備の革新だけでなく，勤め口の重要な供給源として存続することを約束するもの

である.保健医療および生物医学研究は,再評価とグローバル化の面において最も明らかなように,大きな過渡期を経験し続けている.

この複雑で,洗練された環境の中で,時には(それぞれの医師を介した)個人的な方法で,またあるときには(種々の印刷物や,インターネットを含む非活字メディアを介した)人間関係がより希薄な方法で,志願候補者の募集が行われている(4章参照).いったん採用されると,被験者は,顔見知りになった,たとえば研究者,研究コーディネーター,看護師,およびその他の職員などの限定された人たちの世話の下で,治療と観察の組織化された努力成果の一部となる.被験者になろうとする人たちが期待するものは,無料で受けられる治療や処置に完全に限定できるものから,予防もしくは緩和のような,体調をよくしたいというある種の願望に至るまでの,かなり広い範囲に及ぶことであろう.

被験者の立場からすると,治療実体の提供者(治験依頼者,資金助成機関),何となく研究管理に関係している別の介在組織(治験依頼者の代理人,大学の特別なセンターもしくは組織),および,非常に抽象的にみえる施設内もしくは倫理審査委員会のような印象的な名称をもった実体は,場面のはるか後方のどこかに存在している.被験者は,研究スタッフと懇意になり,さらにおそらく治験依頼者組織の知名度により,自信をもつようになることであろう.しかしながら,この保護審査組織(IRB のこと)の存在は,まれにしか理解されていないか,もしくはその存在によって加わる信頼感はわずかしかない.

しかし,もし研究に登録済の被験者または最近登録されたばかりの被験者が,
● 入院させられるとしたら,研究に関係していると考えられる,どのような理由

---

* *IRB* 誌(September–December, 1995 年, pp. 12–16)の「IRB であることに関して」という表題の Chesapeake Research Review Inc. による論文の中に記載されている.ピーター・L・バージャーとリチャード・ジョン・ニューハウスによれば,社会における「仲介構造」とは,「私的生活の中における個人と,公的生活の中における大きな機関との間に位置する機関のことである…そのような機関は,私生活に安定の規準を与える私的側面をもっているし,また,経済複合企業…および,たとえば教育や組織専門職のような,社会の広領域を管理する官僚機構…,すなわち,巨大構造へ真意と意義を伝える公的側面ももっている(傍点原著者)」.(*To Empower People* (DC : American Enterprise Institute, 1977), pp. 2–3).

のためであるか．

- さもなければ権利があるはずの医療給付を失うことになるとの（実際の，あるいは悟らせるような）脅迫によって，研究への参加を，あるいは参加を継続することを「強制される」としたら，どうしてか．
- 研究への参加に対する，かなりの手当，またはその他の金銭的あるいは非金銭的報酬に関して嘘をついて信じ込まされるのは，どうしてか．
- 研究への参加に対する約束された報酬を受け取れないのは，どうしてか．
- 研究への参加に関係した権利と福利に関する疑問を抱くとしたら，どうしてか．
- 治験への参加に明白に関連しているとはいえない処置に対して保険給付が裁判において否定されるとしたら，どうしてか．

　意思の疎通がお粗末であったものからエスカレートして詐欺に至るまで――研究の実施中に実際に起こり，事件や，あるいは被験者によるものを含めた苦情を招く――その他多数のシナリオが存在する．

　研究の被験者になった人は誰に支援と手助けを求めるべきであるか．IRB に法的責任がある場合には，人びとは正しい選択を期待することであろう．

　十分な救済機構がない場合には，研究に参加している人たちの保護が貧弱ということで，研究に従事している人たちのみならず，社会全体にとっても好ましくないことになる．飛行機の墜落事故と同様に，そのようなことはまれであろうが，致命的であり，研究被験者だけに限定されるものではない．

IRB の役割に関する問題――すでに発生している主体性の危機

　IRB は，研究における危険と利益を審議する責任を担った人たちの委員会である．法律面からみると，IRB は，少なくとも 5 人のメンバー（そのうちのいく人かは提案された研究を審査するために必要な科学的専門知識をもった人たちが必要である），どちらかといえば研究施設とは特別な関係にない代表者，非科学者メンバー，およびたとえば地域の意向が審査中の研究の承認条件に入れられるように地域社会の代表者を含む一連の人たちで構成されていなければならない．さ

らに，IRB は，性別，年齢，および研究が行われている地域社会を適切に表した人種的多様性を象徴するものでなければならない．多くの大きな研究施設においては，IRB 構成員は 15～20 人である．しかし，研究施設とは関係のないメンバーは 1 名のままである．このように地域社会の代表者が少ない点が，患者擁護団体から批判を受けてきた．

IRB メンバー間の対話や審査を知らせるために，関係者は以下の 4 つの重要な観点について配慮しようとしている．すなわち，規制，倫理，法律および科学面からの観点である．しかしながら，IRB メンバーは，これら 4 つのすべての観点よりもはるかに少ない，どれか 1 つの観点においてさえも専門家集団で構成されていることもないし，また専門家集団であることを指図されてもいない．

現時点では，IRB は主として門番としての役割を果たしていることは明らかである．その理由は，IRB の承認がないと，いかなる臨床試験も実施できないからである．さらに，IRB の役割がどこまで強力であるべきかについて，企業側と規制側との間に議論がある．たとえば，研究被験者を巻き込んだ（被験者と主任研究者との間，あるいは他の人たちとの間に）利害関係，不満，あるいは徹底的な意見の相違がある場合に，IRB は，以下の条件を満たすかが問題となる．

- 研究被験者，臨床研究者，大学事務局，研究施設，治験依頼者とその他の当事者（たとえば臨床研究組織（clinical research organization, CRO）のような治験依頼者の代理人から健康保険供給者に至るまで）との間の交渉を支援する「中立」組織であるか．
- 被験者を保護するための擁護者であるか．
- さまざまな関係者の中でも，それぞれに対して，（あまりにも強すぎるという人もいるかもしれないが）最高の決定権をもった調停機関であるか．

おのおのの IRB は，主体性に関するこれらの根本的問題に取り組み，そして自己の適切な対応をはっきりさせるべきである．IRB の対応の中心において，疑問となるものは「IRB として，被験者の保護とは何を指しているか」である．そのような疑問は，迅速に臨床，感情および金銭に関する議論や，もしできるのであれば，これらの側面をどのように区別するかに移行する．さらに一連の面倒な

議論を経て，非常に緊密に，また必然的にこれらの側面が関連した難問に対して，IRBが対処するべきであるということになるのは確実である．

連邦規制機関は，IRBにヒト被験者の保護を包括的に委任している．何がIRBの実際の役割であるかを理解しようとする場合には，IRB，研究施設，および被験者との間の相互作用についての作業モデルが，信頼できる，ただ1つの基準である．研究過程に係わるさまざまな人たちの間における報告義務と関係は注目に値する．規制機関（食品医薬品庁（Food and Drug Administration, FDA），国立衛生研究所（National Institute of Health, NIH），研究におけるヒト保護のための事務局（Office for Human Research Protection, OHRP））は，これらの関係するすべてを直接監督して影響力を及ぼすが，IRBは研究施設を通じて研究被験者を保護する責任を担っている．そのために，文句のつけようのない適切なインフォームドコンセントや，進行段階における審査と継続段階における包括的な審査を含めた被験者の十分な保護を保証するために，研究施設はIRBとIRBにより課せられた制約に対して責任を負っている．また研究施設は，IRBに対する法的責任に加えて，図5.1に示すように，治験依頼者と直接，迅速に，そして率直に意思疎通を継続する責任を負っている．

もう1つの基準は，臨床試験の相と進行段階である．IRBの役割は，臨床試験の相（Ⅰ，Ⅱ，Ⅲ，あるいはⅣ相），あるいは臨床試験の段階（着手前段階，着手段階，研究実施段階，あるいは終息段階）のいずれかによって，または両者によって変化するものであるのか．

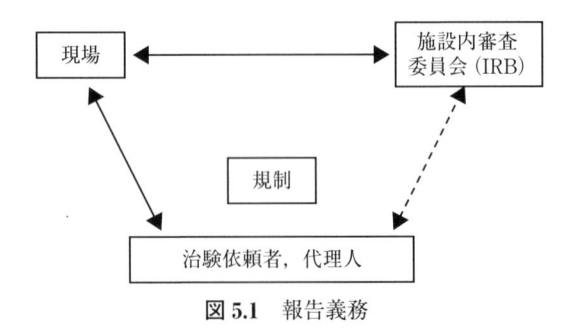

図5.1 報告義務

IRBおよびその監督機関は，(弁護人または仲裁手段としての役割を果たして)どこまで摩擦を容認して受け入れ，そして(あるいは)(調停者としての役割を果たして，すなわち「中立」の立場で)どこまで妥協を回避することが可能か，またするべきかを解決しようと努力している．法律によりIRBに課せられた責務は明白である．すなわち，ヒト被験者の保護，これが第一，最大，そして最低限度の責務である．しかしながら，IRBに対して直接責任を負っている研究者の保護下にある被験者に対して，IRBはどの程度の期間まで保護を継続するべきか．

IRBはオンブズマン組織ではない．オンブズマン組織は，裁定を下すことが正式に規定され，その責任を課せられており，特別な責任を担った人たちがいる事務所である．あるいは，最も小さく見積もっても，適切と考えられるあらゆる手段を用いて問題を解決する権限が与えられている．それとも，IRBはオンブズマン組織であるか．確かに，大部分のIRBには，これらの役割のあれこれに対して特別な個性的素質をもっていたり，あるいは，状況に即応した意思決定をする傾向のあるメンバーや補充要員がいる．この度を超えた複雑さは，IRBごとの相異および責務の範囲に関する各IRB間の解釈の相異の問題である．現行のIRBの責務の範囲に対する使用者たち(研究現場，治験依頼者，治験依頼者の代理人)からの最も共通した不満は，ある特定のIRBが自身の役割をどのように理解すべきかを正しく認識していないことに起因している．しかしながら，このような狂気の沙汰ともいえるものの重大な原因は，IRBが自ら課したものである．臨床研究を行っているすべての組織が実際に共通の目的を共有してはいるけれども，彼らは共通の役割を分担しているわけではないことを十分には認識していない．

IRBの構成と活動

IRBは，科学，地域社会，およびIRBを運営する研究施設を代表する，少なくとも5人のメンバーで構成されることになっている．会議は，「議事規則」に従って，正式に進行される．IRB会議の議事録の中に審議の指摘事項とともに，投票結果を正式に記録しなければならない．「単純多数決」で決定する．しかし，

監督機関（FDA および OHRP）から現在命じられているように，規制側の説明では賛成票と反対票の正確な数，すなわち IRB がとったおのおのの処置を個別に反映する投票過程を公式に記録することが要求されている．

特に大学のメディカルセンターや大きな地域病院では，多くの IRB において構成人員が 20～30 人，あるいはそれ以上にも達しており，定足数を満たすことや，全員が出席することが難しくなっている．これに加えて，事務支援態勢が研究施設からの需要に十分には対応できないことがある．時宜に適った方式で会議を招集する簡単な手続きですらも，突然に対処できなくなるほどの事務的負担になることもあるかもしれない．

IRB は研究現場レベルで活動している．したがって，IRB がどのように活動しているかをよりよく理解するためには，研究施設に基盤を置く IRB は，どこの研究現場とも提携していない独立 IRB と比べて非常に異なった活動をすることを特に認識しながら，臨床研究を鳥瞰図的視点からみることが有益である．

臨床研究は，たった 1 人の医師が 1 か所において関与しているものから，世界中にわたって何千人もの医師が関与しているものまである．これらの研究は，それぞれ，一施設研究または多施設研究として知られている．さまざまな形式の研究現場がある．その中には，大学，地域医療，あるいはマネージドケア組織背景をもつもの（一般臨床診療所背景，臨床研究診療所背景）あるいは，しばしば治験支援機関，あるいは治験施設支援機関と呼ばれている多施設組織内に背景をもつものも存在する．研究施設の背景に応じて，IRB 当局は，大学に基盤を置くもの，病院に基盤を置くもの，あるいは独立した基盤をもつものとなろう．

すべての IRB が，（たとえば，現場職員に関するデータのような）現場に特有な情報を要求する．この情報の中には，被験候補者に対して，研究や同意取得手続きの説明をする人（たち）の研究経験から個人履歴までが含まれる．もちろん，IRB は提案された研究に関する情報も要求する．この要求される情報の中には，たとえば，FDA から承認を受けたときの概要書，あるいは前臨床と臨床における両方の経験を記載したその他の関連情報のような，研究者用の医薬品情報集に含まれているものと同様な，研究物件（医薬品，医療機器，生物製剤およびバイ

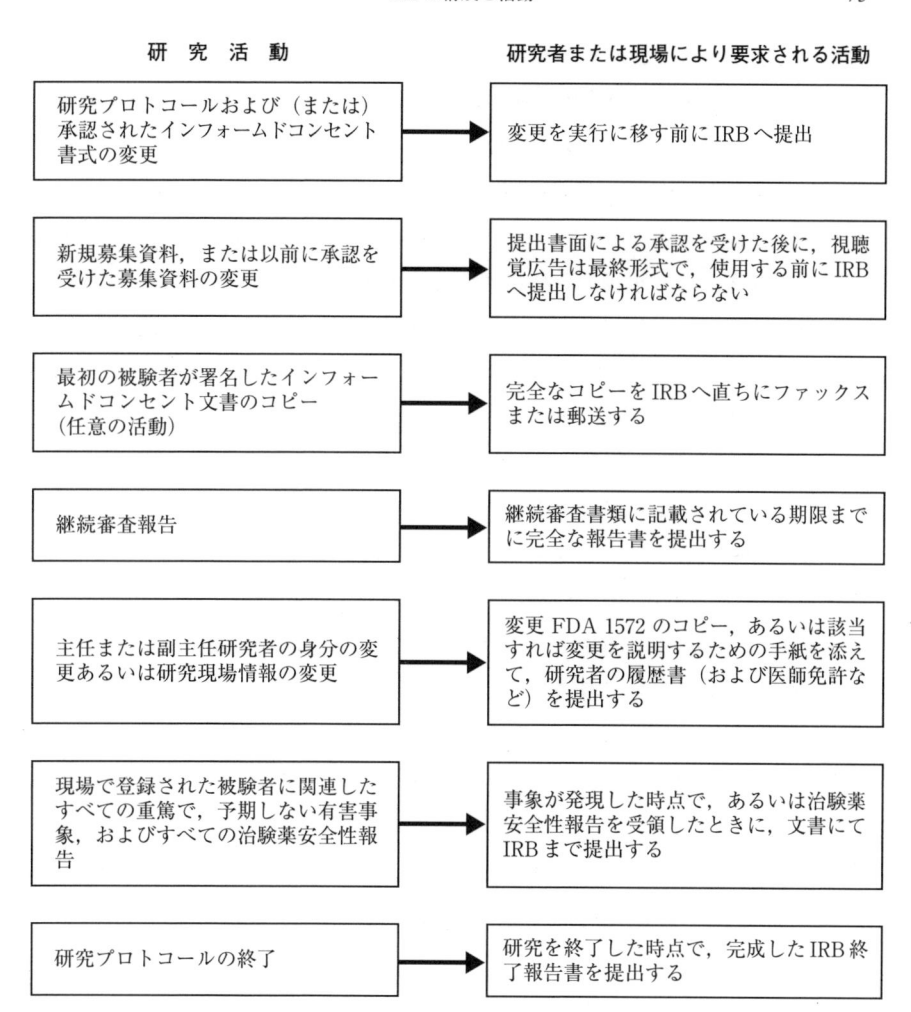

研 究 活 動	研究者または現場により要求される活動
研究プロトコールおよび（または）承認されたインフォームドコンセント書式の変更	変更を実行に移す前にIRBへ提出
新規募集資料，または以前に承認を受けた募集資料の変更	提出書面による承認を受けた後に，視聴覚広告は最終形式で，使用する前にIRBへ提出しなければならない
最初の被験者が署名したインフォームドコンセント文書のコピー（任意の活動）	完全なコピーをIRBへ直ちにファックスまたは郵送する
継続審査報告	継続審査書類に記載されている期限までに完全な報告書を提出する
主任または副主任研究者の身分の変更あるいは研究現場情報の変更	変更FDA 1572のコピー，あるいは該当すれば変更を説明するための手紙を添えて，研究者の履歴書（および医師免許など）を提出する
現場で登録された被験者に関連したすべての重篤で，予期しない有害事象，およびすべての治験薬安全性報告	事象が発現した時点で，あるいは治験薬安全性報告を受領したときに，文書にてIRBまで提出する
研究プロトコールの終了	研究を終了した時点で，完成したIRB終了報告書を提出する

図 5.2 施設内審査委員会（IRB）との折衝のフローチャート

オテクノロジー製品）に関するこれまでの経過や経験に関する情報だけでなく，研究プロトコール文書が含まれている．研究過程において，IRBと研究現場との間で取り交わされる情報の種類を図 5.2 に示す．

　IRBによる研究と施設研究現場に対する初期審査の状況は，簡易化したシナリ

オによって図示することができる．

　科学者または医師が研究の方法論に焦点を絞ってプロトコールをプレゼンテーションした後に，IRB メンバー全員による討議が行われる．続いて，非科学分野出身メンバーが，同意の形式および取得手続きに関する問題を初め，社会，地域および倫理に関する配慮すべき問題を発表する．これらの問題に関する審議に引き続き，研究現場の資格に関する審査が行われる．研究プロトコール，インフォームドコンセントの形式と取得手続き，および研究現場に関する承認，却下，あるいは（さらなる説明を求めるための）保留の票決が行われる．

IRB 自体の役割と同様に，IRB 職員の役割も非常に重要である．結局のところ，IRB 職員は，IRB が決定したことを実践し，また同様に重要な，決定を行うための根拠となる情報を集めて提供する責任を担っている．IRB 職員は，概していえば，情報を取り入れて明確にすることから，情報を確認して承認を出すまでの，手続き全体を取り扱う責任を担っている．

規制当局は，FDA，OHRP および NIH の見解から同意取得過程には何が必要であるかを最近繰り返して審議した．この問題は，被験者の募集より研究からの撤退にまで及ぶものである．このことは，IRB は研究の全期間を通じて研究現場が規制を遵守していること，特に研究被験者の登録と保持に関して審査を継続しなければならないだけでなく，被験者募集資料やキャンペーンに関するすべての書類を実際に審査して承認しなければならないことを意味するものである．さらに，現在では，IRB が研究過程を通して被験者に対する利益と危険の関係の変化を判定することも期待されている．このことは，治験依頼者あるいは研究者によるプロトコール変更の書類中に提出されているすべての新知見だけでなく，プロトコール中に定義されている有害事象を審査することを意味している．

事務上の怠慢により，いくつかの大きな大学のメディカルセンターと大きな医療研究施設の研究活動が規制当局によって停止させられたことに，何か不思議なことがあろうか．データ収集と情報交換の重責は，IRB にとっては非常に大きなものである．特に研究施設に基盤を置く IRB は，徹底的な精査と思えるものを受けてきた．問題の一部は，研究施設に基盤を置く IRB をサポートすべき職員

の人的資源および訓練不足のうちのどれかに起因するものである．いくつか分かったことは，IRB 審議の議事録が不完全であること，定足数を満たさない状況において裁定を下していること，メンバー構成が不適切なことなどである．これらの研究施設を監督している政府機関にとって，これに匹敵する関心事は，継続審査および有害事象監査が不十分であるだけでなく，標準実施要領と IRB の活動との間の乖離である．監査のみならず，最近の政府報告書中における最も重大な発見の 1 つは，IRB の管理者，職員およびメンバーの訓練と経験の不足である．

この章の重要なポイントは，
- IRB の基本的責務：「ヒト被験者の権利と福利」．
- IRB の役割：すでに起こっている主体性の危機．
- IRB が臨床研究に適合してゆく方策．
- IRB の構成．
- IRB の活動．
- FDA および NIH の監査で明らかになった IRB の欠点．

問　題　最も適切な答を選びなさい

1. 施設内審査委員会（IRB）が少なくとも満たしていなければならないものは：
    a. 3 人のメンバー
    b. 4 人のメンバー
    c. 5 人のメンバー
    d. 6 人のメンバー
    e. 法令では最少人数は決められていない

2. IRB の第一の責任は以下のことをすることである：
    a. 研究者の適合性を判定すること

b. 研究コーディネーターが経験を積んでいることを保証すること
c. 研究に参加する被験者を保護すること
d. 記載された研究目的に合致するように治験依頼者を援護すること
e. 上のどれでもない

3. IRBが責務を果たすために，しなければならないことは：
   a. 研究者の適合性を判定する
   b. 同意を取得する現場職員の適格性を審査する
   c. 広告に用いられる図画の適切性を承認する
   d. 金銭的誘導が容認可能な程度であるかどうかを判定する
   e. 上のすべて

4. 政府機関によるIRB監査で明らかになった欠陥は：
   a. 不適切な議事録
   b. 訓練不足
   c. 多くの分野における不十分な監督
   d. 上のすべて
   e. 上のどれでもない

5. 以下のうち，IRBでないものはどれか：
   a. 独立したIRB
   b. 病院倫理委員会
   c. 昇進と地位保全委員会
   d. 上の1つ以上
   e. 上のどれでもない

ケーススタディ

ケース1　現在選択肢の1つとして，IRBの役割を制限して，有害事象モニタリングとプライバシー問題の責任を，たとえばデータ安全性監視委員会（Data Safety Monitoring Board, DSMB）あるいはプライバシー委員会のような他の形

式の審議会に移管することによって，IRBの役割を限定することが検討されている．この方策に対して反論をしなさい．

ケース2　単にIRBだけでなく，むしろ複数の当事者がヒト研究被験者の保護の問題に取り組むべきであるとする賛成論をしなさい．

ケース3　あなたがワクチンの治験のみを重点的に取り扱うIRBを設立しつつあるとしよう．法律の精神と意図に適うように，あなたはどのような種類の人びとをIRBに起用するつもりか．ワクチン型の医薬品はいくつかの重大な批判にさらされているので，あなたは批判されている観点をどのようにIRBに反映しようとしているか．もしもあなたのIRBの科学者メンバーたちがプロトコールに対して承認の票決をしたが，地域社会メンバーが賛成しない場合にはどうなるか．

参 考 文 献

21 Code of Federal Regulations parts 50, 54, 56, 312, 314

Dunn C & Chadwick G (1999) Protecting Study Volunteers in Research: a Manual for Investigative Sites. Boston, Massachusetts: CenterWatch.

Levine R (1986) Ethics and Regulation of Clinical Research, 2nd edn. New Haven, Connecticut: Yale University Press.

Office of Inspector General (1998) Institutional Review Boards: a Time for Reform. Washington, DC: Department of Health and Human Services. Also available at: http://www.dhhs.gov/progorg/oei

National Commission for the Protection of Human Subjects of Biomedical and Behavioral Research (1979) Belmont Report: Ethical Principles and Guidelines for the Protection of Human Subjects of Research. Washington, DC: Department of Health, Education and Welfare.

(1996) The Nuremberg Code. *JAMA* 276, 1691.

World Medical Association (WMA) (2000) Helsinki Declaration: Recommendations Guiding Physicians in Biomedical Research Involving Human Subjects. Helsinki: WMA. The latest version is available at: http://www.wma.net/e/policy/17-c_e.html

6. 利害の対立

　ある個人の私的利害が，公平な判断を下すべきであるとする公的義務と対立するときに利害の対立（conflict of Interest）が生じる．このような状況に左右されるのは，人間の性（さが）である．利害の対立が意味するものは，たわいのないものから，犯罪的なものまでさまざまであろう．そのために，われわれの制度の信頼性を保つために，利害の対立を回避する意思決定機構を構築しなければならない．研究へのヒトの使用は，私的利害と公的利害との間に対立を引き起こす可能性をもった重要な事例である．研究者や治験依頼者は，ヒトを使用した研究を行うことにより，多大な個人的利益を得る可能性がある．そのために，利害の対立を回避することは，究極的には，社会，研究者および治験依頼者にとって最高の利益となる．

> **学習項目**
> ●利害の対立の定義
> ●利害の対立の蔓延
> ●施設内審査委員会（IRB）は，利害の対立によってどのような影響を受けるか
> ●利害の対立の解消法

6. 利害の対立

1世紀の賢人，ヒレル［訳者注：聖書のユダヤ教的解釈に影響を与えたとされる］は「もしも私自身が自分を支持しなかったら，誰が私の味方になってくれるだろうか．もしも私が自分自身しか支持しなかったら，私は一体何者なのか」といっている．ヒレルはヒトの性(さが)と公的利害と私的な利害との間の対立を，この言葉の中に二分修辞法を使って上手にまとめている．この二律背反は，われわれの性の一部である．これら2つの対立した利害は，われわれの日常生活の一部として，常に人間とともに存在してきたし，またこれからも存在し続けていくことであろう．

『ブラック法典』では，利害の対立を，「ある個人の私的利害と，公的あるいは信託義務との間の，現実の，あるいはみかけ上の不一致」と定義している (Garner, 1999)．これらの簡単な言葉を用いて，立場の相違は度外視して，利害の対立は私的利害と公的利害との間の対立と定義されている．政治，ジャーナリズム，科学，研究，政府，および財政機関など，われわれの社会のあらゆる職業においても，このような利害の対立は発生する．これらの職業すべてにおいて，利害の対立の影響は，些細なものから犯罪行為にまで及んでいる．民主主義は，その支配下にある全住民の自発的行為にとって欠かすことのできない公的信頼に基盤を置いている．したがって，民主主義社会においては公的利害と私的利害との間の対立への対処法が重要である．利害の対立は，民主主義的価値基準に対して，徐々に慢性的な腐食効果を及ぼすことがある．さらに利害の対立は，民主主義的価値基準に対する人びとの信頼を蝕むこともあり得る (Shamoo and Dunigan, 2000)．

そのために，利害の対立がどのようなときに研究に影響を及ぼすかと尋ねられることがあるかもしれない．研究プロトコールおよびデザインから，方法の選択，被験者の選択，インフォームドコンセントの取得手続き，施設内審査委員会 (institutional review board, IRB) への書類提出，IRBの構成，IRBの審議方法と評決法，およびその他の多くのことに至るあらゆる段階において，利害の対立が明らかになってくるはずである．われわれが最も問題とするものは，主任研究者，治験依頼者および研究施設と，臨床研究すなわちヒトを対象とした治験の成果と

の間の利害の対立である．治験依頼者に非常に好意的な臨床試験においては，薬物が有効であるとする結論を示唆する報告は驚くには当たらないということである（Porter, 1992）．

公衆衛生局

1995年以来，公衆衛生局（Public Health Service，国立衛生研究所（National Institute of Health, NIH）の上部機関）は，利害の対立の影響が研究の公正と国民の信頼を蝕む可能性に関して懸念を表明してきた．それが金銭的利益のためであれ，キャリア進展のためであれ，昇進のためであれ，さらには研究費獲得のためであれ，利害の対立がわれわれの目的を徐々に蝕む可能性があることは常識となっている．研究成果から直接的あるいは間接的な金銭的利益が生じる場合には，このことが特によく当てはまる．そのために，公衆衛生局は，研究機関に対して，以下の3点を要求している．

- 利害の対立への対処法を講じること．
- すべての研究者を啓発すること．
- 利害の対立の存在とそれへの対処を裁定機関へ報告すること．

施設内審査委員会（IRB）と利害の対立

現時点では，IRBが，研究者の金銭的利害の対立を斟酌する法的必要性はない．しかし，IRBはヒトを保護する究極的な法的義務を負っている．科学的客観性には，報告データ，研究に参加する被験者の選別，適切なインフォームドコンセントの実行における誠実性と公正性が必要であると理解されている．IRBは，まさにこのような状況において，利害の対立の問題を斟酌することが可能である．

前章で述べたように，IRBは，研究プロトコールを進めてよいかを意思決定して研究に参加する被験者を保護する目的のために，研究施設によって指名されている．大学のIRBメンバーは，研究施設の被雇用者のうちから選出されている．さらに，規則（OPRR, 1993; 45 CFR 46; 21 CFR 56; 21 CFR 50）により要求されているように，研究施設が地域住民の中から選んだ1人がメンバーに加わっている．

大学研究施設の重要な任務は，公的機関からはいうまでもなく，私的機関からの研究資金の獲得を目指すことである．研究資金を獲得するために，研究責任者は，自分の関係した研究プロトコールがIRBの承認を得ることに大きな関心をもっている．研究プロトコールが承認されることにより，研究を遂行するための資金が研究施設と研究者にもたらされる．研究資金を獲得することは，研究施設と研究者の双方にとって，発展，昇任，そしてさらに重要な新しい知識の獲得という目標を達成するための条件が満たされることになる．さらに，治験依頼者は，もしこれが私企業であれば，株主に対して利益を挙げるという大きなプレッシャーの下に置かれている．新薬を上市することは，企業にとっては利益を挙げるための最も重要な方策の1つである．このような研究者や研究施設に対する重圧や金銭的報酬の状況下において，被験候補者の利益が危険にさらされることがある．

1998年のIRBに関する厚生省（Department of Health and Human Services, DHHS）監察総監室報告書は，これらの事実を見逃さなかった（Brown, 1998a）．その報告書には次のように述べられている．「ますます競争が激化してゆく研究環境下において，臨床研究による収入を最大限まで追及しているセンターでは，IRBは利害の対立のプレッシャーを経験することもある」．報告書はまた，同一研究施設におけるIRBメンバーと同僚との間の緊密な個人的関係や職業上の関係が存在することを認めている．そのために，報告書はIRBの独立性を危うくする証拠としてこの緊密な関係を例にあげている．

私的利益追求型IRBは，自身の利益追求型ビジネスがIRBに対して多数のプロトコールの審査と承認を絶えず要求するために，利害の対立を経験することになる．私的IRBは，食品医薬品庁（Food and Drug Administration, FDA）に申請する臨床試験のために拡大傾向にある．監察総監室報告書は，「利益を得るために，IRBは企業が財政的に安定化を推進して審査過程を危険にさらすことになるかもしれない」と述べている（Brown, 1998b）．そのために，私的企業の経営とIRBの審議および結論とを切り離すことによって，これらの利害の対立に対処してきた．

このような利害の対立が，私的企業におけるIRB機能の性格を大学施設にお

けるIRBとは劇的に異なるものにしている．そのために，私的企業におけるIRBは，単に国民の福利を守るための臨床試験に対する門番として機能しているだけではない．さらに，治験依頼者と研究者による政府規制の完全な遵守を保証するための，治験依頼者および研究者に対して連邦政府が要求している条件との間を仲介する交渉者としても働いている．治験依頼者，研究者および私的企業IRBにとっては，連邦規則に抵触しないことは有益なことである．このような私的企業IRBの役割は，連邦政府の要件を企業が遵守していることを保証する公認会計会社と類似している．連邦規則を無視することは，公認会計会社の規則や，この場合には信頼に基づく義務が危機に瀕することもあり得る．また治験依頼者と研究者のすべての研究計画が危険にさらされることもあり得るので，双方にとって利益にならない．

　NIHは，2000年6月5日に警告（OD-00-40）を発した．この警告はNIHのウェブサイト「金銭的利害の対立と研究の客観性：研究者とIRBに関する問題」の項で見ることができる．この警告の中で，NIHは，IRBは研究者の利害の対立を処理するいくつかの対策を考えるべきであると勧告している．対策として以下のものが勧告されている．

1. 他のIRBが利害の対立をどのように処理しているかの情報を手に入れなさい．
2. もし対策があるならば，施設内における利害の対立への対策をIRB委員たちが把握していること，およびインフォームドコンセントの提示方法はその対策を参考にしていることを保証すること．
3. 研究者および研究に直接関与するその他の人たちに対して，利害の対立に関する短い質問形式のアンケート調査をしなさい．
4. IRBメンバーが，研究および利害の対立に対して責任ある行動がとれるように指導と教育を受けることを保証すること．

臨床研究者の金銭情報開示に対する食品医薬品庁（FDA）の要求

　最近，FDA はすべての臨床研究者が販売許可を申請するための臨床研究成果から得る金銭的利益を開示することを要求し始めた（21 CFR 54）．ヒトに使用する新医薬品と生物由来製品の販売許可を FDA に申請する場合に，これらの情報の開示が要求されている．申請者は適切な書類を提出する責任を負っている．新医薬品の販売を申請するものは，研究に携わったすべての臨床研究者に関する開示書類を提出するか，臨床研究者は研究成果から何らの金銭的利益も受けないことを証明する書類を提出することになる．金銭情報開示は，研究が行われている期間とその完結後の1年間に及ぶ．開示もしくは証明書には，一部として，以下の金銭的利益が含まれている．

1. 治験依頼者あるいは研究における株式利益：株主利益，ストックオプション，および年間 50000 ドルを超える公的取引のある株式会社の株式利益．
2. 特許，商標，著作権，あるいは販売許可同意などの財産権に由来する利益．
3. 治験依頼者による，研究者の活動を支援するための，研究者および（あるいは）研究者の施設に対する 25000 ドルを超える支払い．

　申請者はまた金銭情報の開示に関する記録を保持する義務も負っている．その中には，金銭的利益と取り決め，重要な支払い，および臨床研究者が所有する金銭的利益の記録も含まれている．

厚生省（DHHS）暫定ガイダンス

　DHHS は「臨床研究における金銭関係：金銭的利益とヒト被験者の保護を取り扱うときに，研究施設，臨床研究者および IRB が考慮すべき問題」に関する暫定ガイダンスを発表した（DHHS, 2000）．この指導は，NIH と FDA の金銭的利害の対立に関する法律を履行するに当たり，研究施設を支援するためのものである．草案には，この問題の中の5項目について述べている．

1. 研究施設

 以下のことを推奨している．

 a. すべての研究施設が利害の対立への対策をもつべきであり，可能であれば利害の対立委員会を設立すべきである．
 b. IRBは自由にそして独自に意思決定を下すべきである．
 c. すべてのIRBメンバーおよび委員長から金銭的利害の対立に関する情報を収集しなければならない．
 d. 臨床研究者とIRBメンバーに対して，利害の対立に関する問題を含めた指導と教育の計画を保証しなければならない．

 現時点では，研究施設が企業の株式をもち，同時にその企業のために臨床試験を実施することに関して非常に多くの議論が行われている．

2. 臨床研究者

 ガイダンスでは，臨床研究者は，金銭的利害の対立が，研究，インフォームドコンセント，およびその他の関連する問題に及ぼす潜在的影響を考慮することを推奨している．さらに，ガイダンスでは，利害の対立委員会あるいはそれに相当するものが，研究者と治験依頼者との金銭的取引関係を審査するべきであると提案している．

3. IRBメンバーおよび事務局員

 ガイダンスでは，IRB委員長は，考え得る利害の対立およびこの問題の解決法について，そのメンバーと討議するべきであると勧告している．IRBメンバーは，利害の対立が生じたときには，自分自身は審議に加わるべきではない．

4. IRBによるプロトコールの審査と同意文書の承認

 指導では，問題を起こす可能性があり，しかも解決できそうにない利害の対立が現に存在する場合には，その研究施設ではその研究を進めてはならないと考えるべきであると，該当するすべての組織に対して勧告している．利害の対立の程度が軽度である場合には，利害の対立に対する解決法を討議してはっきりと文書化し，それに沿って実行するべきである．

5. 同意

指導では，研究資金の財源と金銭的合意の種類を同意文書に含めることを勧告している．ヒト被験者に対して，利害の対立とその解決法について説明しなければならない．

研究におけるヒト保護のための国家勧告委員会（National Human Research Protections Advisory Committee, NHRPAC）は，厚生省（DHHS）草案に対するコメントの要求に応じて，研究施設，IRB，および研究者のすべてのレベルで利害の対立問題に関して，DHHS の意図を支持し，さらに推進させることを提言する詳細な文書を送付した．

国家生物倫理勧告委員会（NBAC）報告書と利害の対立

判断能力障害者（decisionally impaired people）に関する国家生物倫理勧告委員会（National Bioethics Advisory Commission, NBAC）報告書は，利害の対立を確実に軽減させるための数段階の方式を推奨した（NBAC, 1998）．報告書の中に以下の事項が推奨されている．

1. すべての IRB は，該当する病気に罹患している 2 名をメンバーに加えなければならない．
2. 高度な危険性があり，被験者には医学的恩恵のない判断能力障害者における臨床研究プロトコールの申請に関して，長官に承認を推薦するための特殊事情委員会（Special Standing Panel, SSP）の設立．ガイダンスでは審査委員は，さまざまな背景をもったメンバーで構成されるべきであると助言している．
3. すべての IRB は，危険性が最小よりも高い研究プロトコールであること，および患者の同意能力についての判定を登録以前に下すために，独立した，要件を満たした専門家を擁していることが要求されている．

これらの勧告はすべて，研究計画の承認と患者の福利の保護が要求されている治験依頼者および研究者における利害の対立を軽減することを目的としたものである．45 CFR 46.107(e)では，IRB のうちで利害関係があるメンバーは，いかな

る研究計画の審議にも関与することを禁止している．研究におけるヒト保護のための事務局（Office for the Protection from Research Risks, OPRR）は，研究施設に対する訴訟原因の例としてこの種の事例を挙げている（OPRR，1999）．外部財源からの研究資金の獲得が職務となっている研究施設の所長でもあるIRBメンバーは，利害の対立の一例である．もう1つの例として，該当する研究計画に係わっている研究者に直接雇用されているIRBメンバーを挙げることができる．こうした明らかに利害の対立を引き起こす原因を避けることは，IRBとして思慮深い行動といえよう．

問　題　最も適切な答を選びなさい．

1. 利害の対立を特徴づけるものは：
    a. 研究者の2つの競合する利害
    b. 私的利害と公的利害の間の対立
    c. 決定権者への不名誉な影響
    d. 上記のすべて
    e. 上記のいずれでもない

2. 以下の研究段階のうち利害の対立の影響を受けないものは：
    a. 研究者の性別（gender）
    b. 被験者の選別
    c. プロトコールのデザイン
    d. データ解析
    e. 公表

3. 臨床研究における金銭的利害の対立の公表が，以下のものによって要求されている：
    a. コモンルール
    b. 食品医薬品庁（FDA）
    c. 国立衛生研究所（NIH）

d. a，b，c
   e. 上のいずれでもない

4. 私的 IRB は，以下の理由により研究施設の IRB とは異なる：
   a. FDA により承認されている
   b. FDA 関連臨床治験プロトコールを審査する
   c. 研究活動を実施する
   d. 地域住民のメンバーを入れる必要がない
   e. a および b

5. FDA は，以下の点を除き金銭に関する情報の公開を要求している：
   a. 治験依頼者による研究者または研究施設に対する 50000 ドルを超える支払い
   b. 50000 ドルを超える株式利益
   c. 治験依頼者による研究者または研究施設に対する 25000 ドルを超える支払い
   d. 特許のような所有権の利益
   e. 上のどれでもない

ケーススタディ

ケース 1 医師または研究者が，治験承認を受けたプロトコールの研究に患者を 1 人登録させるごとに製薬会社より 1000 ドルを受領することになっている．プロトコールでは，この研究へのがん患者の登録に際し，受け入れと除外の厳格な基準が要求されている．

- プロトコールの中に報酬と金額を記載しなければならないか．
- 患者にはそれを伝えなければならないか．またその理由は．
- IRB は，どのようなことを質問しなければならないか．
- もし利害の対立が存在するとあなたが考えるならば，この利害の対立をどのように解決するか．

ケース2　ある製薬会社は，研究者に年間15000ドルを顧問料として支払っている．その研究者は大学の研究者で，NIHから依頼されたヒトを対象とした研究を行っている．NIHの研究は上市されている医薬品に関する研究であるが，（いまだ承認されていない）別の疾患に対する研究である．その医薬品は，当該製薬会社により販売されている．
- 利害の対立が存在する可能性はあるか．
- その研究はこの関係を公表しなければならないか．そしてどこへ公表しなければならないか．
- もし利害の対立があるとすれば，どのようにそれを解決しなければならないか．

ケース3　ある研究者は，小さなベンチャーバイオテクノロジー会社を所有しており，また大学教授でもある．彼はバイオテクノロジー会社の株式15%を所有している．大学はその会社の株式5%を所有している．その会社は，その研究者によって会社施設内で臨床試験を実施中の1つの医薬品を所有している．彼は，給料の30%を会社から，残りの70%を大学から受け取っている．
- どれだけの利害の対立が，ここには存在するか．
- 考えられる利害の対立には，どのようなものがあるか．
- どのようにして，利害の対立を解決しなければならないか．

参 考 文 献

Brown JG (1998a) Department of Health and Human Services, Office of Inspector General, on: Institutional Review Boards: a Time for Reform (OEI-01-97-00193).

Brown JG (1998b) Department of Health and Human Services, Office of Inspector General on: Institutional Review Boards: the Emergence of Independence Boards (OEI-01-97-00192).

21 Code of Federal Regulations parts 50, 54, 56

45 Code of Federal Regulations part 46

Department of Health and Human Services (DHHS) (2000) Draft Interim Guidance – Financial Relationships in Clinical Research: Issues for Institutions, Clinical Investigators, and IRBs to Consider When Dealing With

Issues of Financial Interest and Human Subject Protection. Available at: http://ohrp.osophs.dhhs.gov/humansubjects/finreltn/finmain.htm

Garner BA ed. (1999) Black's Law Dictionary, 7th edn. St Paul, Minnesota: West Group.

National Bioethics Advisory Commission (NBAC) (1998) Research Involving Persons with Mental Disorders That May Affect Decision-making Capacity, vol. I: Report and Recommendation. Rockville, Maryland: NBAC. Available at: http://www.bioethics.gov

Office of Protection from Research Risks (OPRR) (1999) OPRR Compliance Activities: Common Findings and Guidance 11/29/99. Available at: http://ohrp.osophs.dhhs.gov/references/findings.pdf

Office of Protection from Research Risks (OPRR) (1993) Protecting Human Subjects: Institutional Review Board Guidebook. Washington, DC: US Government Printing Office.

Porter D (1992) Science, scientific motivation, and conflict of interest in research. In Ethical Issues in Research (D Cheny ed.) pp 114–125. Frederick, Maryland: University Press.

Shamoo AE & Dunigan C (2000) Introduction to ethics in research. *Exp. Biol. Med.* 224, 205–210.

7. 判断能力障害者の臨床研究への使用

　連邦規則だけでなく，ニュルンベルク綱領および臨床試験におけるヒト被験者の倫理問題を取り扱うアメリカのすべての諮問委員会が，インフォームドコンセント文書に署名できるのは同意能力のある人であることを要求している．そのために，重篤な精神障害や痴呆の患者では，研究への登録に際して特別な問題が起きている．インフォームドコンセントの要件，特に理解していること，強要や脅迫されていないこと，および十分な情報を提供することが，これらの人たちには特に重要である．最近，このような人たちを研究に登録する際の現行の基準に対して批判が上がっている．国家生物倫理勧告委員会（NBAC）は，これらの無防備な人たちに対して特別保護策をとることを勧告した．その勧告には，彼らの家族あるいは後見人など，これらの人たちの立場に立つ施設内審査委員会（IRB）メンバーの増員，無所属の専門家による彼らの同意能力の評価，および当事者にとって医学的恩恵のない危険性の高い研究への患者の登録に関する裁定を行うための特殊事情委員会（SSP）の設置などが含まれている．

学習項目
- 判断能力障害者に対する特別保護の必要性
- 重篤な精神疾患や痴呆に付随する判断能力の低下
- たとえば，判断能力障害者，家族，あるいは後見人の立場に立つ施設内審査委員会（IRB）メンバーの増員，および無所属の専門家による彼らの能力の評価のような国家生物倫理勧告委員会（NBAC）により推奨されている特別保護策

弱者が被験者として研究に参加する際の特別規制は，1947年に公表されたニュルンベルク綱領および1970年代末期の国家諮問委員会の勧告が道徳的根拠となっている．ニュルンベルク綱領の第一の不朽の原則には，「該当者は，同意を与える法的能力を備えた人でなければならない」ことが含まれている．この文言は，小児を初め，法的同意能力をもたない判断能力障害者が，インフォームドコンセント文書に署名することをはっきりと禁止している．

　ニュルンベルク綱領には，また，「いかなる種類の強制力の介入，詐欺行為，虚偽，脅迫，無理強い，あるいは裏面からのその他の強制，もしくは威圧もなく，自由に選択権を行使できるような状況下にある人でなければならない」と記載している．この文言は，公共施設，刑務所，あるいはその他の施設などに閉じ込められているために自由のない人たちを，適正なインフォームドコンセントを与えることができない人たちと定義している．

　さらにニュルンベルク綱領では，被験者となる人は「理解して賢明な判断ができるように，関連する被験者問題の要件についての十分な知識と理解力をもっていなければならない」と記載している．この文言は，正当な，すなわち，適正なインフォームドコンセントを与えることができないかもしれない判断能力障害（すなわち，重篤な精神障害）をもつ人たちを定義している（45 CFR 46；OPRR, 1993）．さらに，若年小児は，8章で述べるように，研究に登録することの危険と利益を理解する能力を欠いている．

　国家諮問委員会および厚生省（Department of Health and Human Services, DHHS）規則（すなわち，コモンルール）に明確に記載されている「人権の尊重」に関する倫理原則は，「自発的意志による同意」がない場合には，何人も被験者として登録することを禁止する根拠となっている（ACHRE, 1995）．

　本章では，連邦法が特に弱者とみなして，特別に分類している研究被験者，すなわち，判断能力障害者について述べることにする．

　国家諮問委員会は，研究のために被験者として登録することを目的として，初めて公式に「精神障害者」を弱者の一分類として認め，そして含めた．すなわち，国家諮問委員会は，小児および受刑者とともに精神障害者を3つの最も傷つけら

れやすい人たちとしてリストに記載した．しかし，小児と受刑者に対する特別保護を求めた特別報告書を公表したが，精神障害者は除外されている．以前の国家諮問委員会ベルモント報告書（National Commission, 1978; ACHRE, 1995）による勧告に続いて，医薬品と生物医学および行動研究における倫理問題の検討に関する大統領諮問委員会（President's Commission for the Study of Ethical Problems in Medicine and Biomedical and Behavioral Research, 1983）によって，これらの人たちが置かれている弱い立場がさらに強調された．

　国家生物倫理勧告委員会（National Bioethics Advisory Commission, NBAC）は，以前から使われていた「精神障害（mentally diabled）」に代わって「判断能力障害（decisionally impaired）」という言葉を用いた（NBAC, 1998）．これは，精神障害者，特に重篤で慢性的な精神障害のある人において，精神障害それ自体というよりも，むしろ判断能力障害が機能的表現であることを強調するためである．そうした障害をもつ人たちの多くは，被験者として研究プロトコールに参加することによる危険と利益を理解できないことがあるという意味で，これらのいずれの言葉も互換性のある言葉として使用することにする．判断能力障害者が，自発的であれ，あるいは強制的であれ，監禁された状況の下で施設に入れられている場合には，こうした障害がさらに危険なものとなる．

　精神障害者は，この能力を失っていなければ理解することができ，失っているために判断能力障害者となっていると考えるべきであると気づくことが重要である．判断能力障害をもった精神障害者の割合は，精神障害のタイプごとに異なる．より重篤で慢性的な精神障害では，理解力や判断能力が低下している人の割合がより多くなりがちである．そのため，統合失調症，躁うつ病，大うつ病，あるいは不安障害のある患者では，理解力の問題を抱えている可能性が最も高い．しかしながら，その他の精神病でも理解力が障害されていることもあり得る．さらに，精神障害による理解力への影響が間欠的である場合もある．そのために，理解力の状態を定期的に評価し直すことも必要である（Rabins, 2002）．最初の同意と進行中の同意手続きにおいて，研究プロトコール中に理解力を評価する頻度を含めることも可能である．

国家諮問委員会は，これらの精神障害をもった人びとに対して特別保護を与えることを明確にした．

「たとえば未熟なために，あるいは精神障害により，理解力がひどく低下している場合には，特別規定を設けることが必要となろう．（たとえば，幼児，若年小児，精神障害者，末期および昏睡状態にある患者のような）不適格と考えられる被験者における個々の分類は，それぞれ個別の条件によって考えるべきである．人権の尊重の面から，また被験者を危険から保護するために，他機関からの承諾を得るように努めることを要求している．彼ら自身の願望を認めること，および危険から彼らを守るために第三者を使用することによって，これらの人たちを特別扱いにしている．選ばれた第三者は，不適格者の状況を非常によく理解しており，それらの人たちの最善の利益のために行動するはずの人であるべきである．もしそうする方が被験者にとって最善の利益になると考えられる場合には，被験者を研究から撤退させることができるように，被験者のために行動することを託された人には，研究が進行するごとに研究に立ち会う機会を与えるべきである（National Commission, 1978)」．

大統領諮問委員会は，国家諮問委員会の精神障害者に関する勧告への支持を表明した．

「国家諮問委員会の小児と精神障害者が参加する研究に関する勧告は直ちに実施されるべきある．こうした人たちに関する倫理的懸念は，インフォームドコンセントの問題に絞られている．小児における病気の原因，治療，および予防に関する研究のためや，感情および認知障害の研究を倫理的に許容できる方法で進めるために，国家諮問委員会は小児および精神障害者に対する特別保護策をとることを勧告していた（President's Commission, 1983)」．

2つの重要な諮問委員会からの勧告にもかかわらず，精神障害者に関する連邦規則が，45 CFR 46 の別項として出されることは決してなかった．しかしながら，現在執行されている連邦規則（1991年に 45 CFR 46 はコモンルールとなった）は，施設内審査委員会（institutional review board, IRB）の構成に関して，精神

障害者に対する特別保護を検討した．

「もしも IRB が，たとえば小児，受刑者，妊婦，障害者すなわち精神障害者のような弱者に分類される被験者が参加する研究を定期的に審査する場合には，これらの被験者のことを熟知し，これらの人たちと働いた経験をもつ1人またはそれ以上の人たちを IRB メンバーに加えることを考慮しなければならない（45 CFR 46, 1991）」．

精神障害者に関するコモンルールの説明と精神は，1970年代および1980年代の説明に比べると，ここ最近は，より注意深く，厳密になってきた．以前の研究における危険からの保護のための事務局（Office for Protection from Research Risks, OPRR）からの IRB に関する指導書（1993）は，以下のことを強調している．

「障害により，あるいは個人的な自由が制限されているために自主性が危うい立場にある人たちが参加する研究は，彼らの症状や環境と何らかの直接的関係があるものでなければならない．特に障害があり，施設に収容されている人たちは，研究者にとって都合がよいだろうというだけの理由で，病気と関係のない研究に選抜してはならない」．

精神障害者を研究プロトコールに登録する場合に，許容できる程度の危険とはどのようなものであるかに関して，学者，研究者，擁護団体，IRB，および OPRR のすべてが同意しているわけではない（Shamoo, 2002）．IRB は，現在のところ，判断能力障害がどのような場合に当てはまるかとか，どのような場合が最小よりも大きい危険に相当するかとかが，自身の解釈に任されている．しかしながら，IRB は，研究プロトコールにより精神障害者が危害を受ける不当な危険にさらされることがないように保証する義務を担っている．

精神障害者に対する特別保護に関する連邦規則が初期にこのように明確性の面で配慮を欠いていた結果が，10年後に起こる論争の発端となったようである．1990年代初期から，精神障害者の研究実験への募集と登録方法に対して批判が増大していた（Shamoo and O'Sullivan, 1998）．この批判が，以前の連邦 OPRR と食品医薬品庁（Food and Drug Administration, FDA）が，全国的にいくつかの大きな研究施設において研究活動を審査して，一時的に研究を停止させた動機の

1つとなったものと考えられる (Marshal, 1999).

国家生物倫理勧告委員会 (NBAC) 報告書

　国家生物倫理勧告委員会 (National Bioethics Advisory Commission, NBAC) は，これらの問題を最大の懸念の1つとして取り組んできた．この諮問委員会は，生物学の大きな進歩によってわれわれの社会が直面する差し迫った問題に対処するために，1995年に大統領によって指名された．2年以上にわたって，NBACは，判断能力障害者を研究に参加させることについての問題を検討し，公聴会を開催してきた．そして1998年に，「判断能力に影響を及ぼす精神障害をもつ人たちが参加する研究」と題した報告書を公表した．その要約の中には，次のように記載されている．

　　「判断能力障害者が被験者として参加する研究において，さらに特別保護を要求することができる．しかし，この報告書が精神障害者に焦点を置くことを選択したのは，歴史的に精神障害者が過酷な医学研究に参加させられてきたことが理由の一部となっている (NBAC, 1998)」．

　NBACは，この勧告は「45 CFR 46の中に新しい別項を設定する」ことによって目的を果たすべきであると勧告している．

　諮問委員会の勧告がただちに法律の中に公布されて発効したわけではない事実を認めながらも，NBACは，IRBと施設に対して新しい法律が制定されるまで自発的に諮問委員会の勧告を取り入れて遵守することを勧告した．たとえ諮問委員会の報告書には何らの法的強制力がないとしても，大統領によってわれわれの社会を横断して選抜された代表者が指名された諮問委員会であるという道徳的根拠をもっている．NBAC勧告の特筆すべき点は，以下の通りである．

1. 判断能力障害者が参加するプロトコールの審査に係わるIRBには，「これらの疾患の本質と研究対象となっている人たちの利害関係に精通した，少なくとも2名のメンバー」を加えなければならない．
2. 「最小よりも大きな危険が存在する研究プロトコールに対して，IRBは，中立

の資格をもった専門家による被験候補者の同意能力の評価を要求するべきである.」

3. 最小よりも大きな危険を伴い,被験者にとって直接医学的な利益がもたらされる可能性のない研究に関しては,プロトコールの判定を特殊事情委員会 (Special Standing Panel, SSP) に委ねるべきである.被験者のために活動する法的に有効な権限を付与された後見人がいる場合には例外とする.

認 知 障 害

認知障害は多くの病因によって発症する.病因として,精神疾患,痴呆症,知的障害,薬物やアルコールの使用に起因するもの,重篤な病気,および障害などが挙げられる.法令用語では「行為能力」であるが,認知障害がその実際の原因である.同意を与える能力に欠けている人は,研究計画に登録することの賛否を考えることや,登録したことで起こる結果を評価することもできない.そのために,正確な選択をすることも不可能である.この問題を議論するためには,判断能力障害は最も適切な用語である.

ある人は研究計画への登録を判断することが十分にはできないかもしれないが,同時に認知能力の点では問題がないこともある.判断能力障害は2つに大別される.第1群の特徴は,認知障害が病気の主症状となっている(例として,アルツハイマー病における精神錯乱や痴呆)という事実である.第2群の特徴は,認知が病気の症状の中核とはなっていない(例として,統合失調症,および種々の感情障害のすべて)という事実である (Rabins, 2001).これらの疾患において,何パーセントの人が,永続的あるいは間欠的な認知障害をもっていると考えられるかについてのデータは存在しない.そのために,登録する前に,自主的に判断能力を評価するのが思慮深いといえよう.

研究者と IRB による判断能力障害の認識は,臨床試験を受ける人の利益保護において最も今日的問題である (Rabins, 2002).さらに,国家諮問委員会からの勧告および連邦規則では,制度上の知的障害者を,危険と利益に対する理解の問題に加えて,自由な選択を行使する能力が危機にさらされたときに最も無防備な

人たちであると指定した．

判断能力障害者の登録

　研究者や IRB は，判断能力障害をもつ可能性のある人たちを使用して研究を実施するためには，現行の連邦規則を把握しているだけでなく，これらの人たちの保護を保証するための最近の事情も知っていなければならない．それらは，①研究対象者から 1 人または 2 人が IRB メンバーに加わっていること，②該当する研究が患者の病気と関連したものでなければならないこと，③患者が同意内容を理解していることを，十分に，そして独自に評価するべきであること，④研究者は，患者に対する危険を考慮し，さらに患者に対する利益，あるいは一般化できる知識の方が危険よりも勝っているかなどを考慮するべきことなどである．さらに，研究者は研究期間中にこれらの患者に対する危険にどのように対処して克服するかを公表するべきである．これらの要因の軽重を勘案して，研究者は IRB へ提出する情報の一部として，患者の募集方法を詳細に記載するべきである．

　判断能力障害が間欠的である場合もある．さらに，これが被験者を研究プロトコールに登録しているときに明らかになる場合もある．研究者は，これらのいくつかの問題を予期しておくべきであり，さらに患者の安全を保証するための行動計画を立てておかなければならない．

問　題　　最も適切な答を選びなさい

1. インフォームドコンセントの書類に署名する際に，ヒト被験者の理解力は次の要件の一部である：
    a. ニュルンベルク綱領
    b. 国家諮問委員会報告
    c. コモンルール
    d. 大統領諮問委員会報告書
    e. 上記のすべて

2. 現行の連邦規則は，すべての施設内審査委員会（IRB）に対して以下のことを要求している：
   a. 審議に2名の弱者が参加していること
   b. 研究に登録される人たちの中から，1人またはそれ以上の人がメンバーとして含まれていること
   c. これらの人たちのことを熟知しており，そのために働いた経験のある1人またはそれ以上の人がメンバーとして含まれていること
   d. 被験者の中からは誰もメンバーとして含まれていないこと
   e. 上記のどれでもない

3. 45 CFR 46によって弱者の分類に認定される被験者は：
   a. 小児，妊婦，障害者および精神病患者である
   b. 小児，受刑者，妊婦，障害者および精神病患者である
   c. 小児，妊婦および受刑者である
   d. 妊婦，精神病患者および小児である
   e. 上記のどれでもない

4. 連邦規制には，以下の弱者グループに関して，45 CFR 46の中に特別な別項が設けられている：
   a. 小児，妊婦および受刑者
   b. 小児，受刑者，妊婦および精神病患者
   c. 妊婦，精神病患者および小児
   d. 小児および受刑者
   e. 上記のどれでもない

5. 1998年の国家生物倫理勧告委員会（NBAC）の報告では，判断能力障害者には，以下の特別保護を与えるべきであると勧告している：
   a. IRBは，研究対象となる病気のことをよく知っている人を少なくとも2人はメンバーに加えるべきである
   b. 各判断能力障害をもった人は治験依頼者が支払った事故保険に加入していること
   c. 最小よりも大きな危険がある研究プロトコールでは，資格をもった無所

属の専門家による判断能力の評価を実施するべきである
d. a, bおよびcが正しい
e. 上記のいずれも誤り

ケーススタディ

ケース1　新規の有望な統合失調症治療薬の試験研究には，プロトコールでは50名の統合失調症患者の登録が必要である．さらにプロトコールでは，半数の登録患者にはプラシーボを，残りの半数には新しい被験薬を投与することになっている．研究者は，彼自身のもっている患者のうちからいく人かを，残りを地域の患者から募集しようと計画している．

● もしあるとすれば，被験者保護のために，プロトコールではいかなる予防策を講じるべきであるか．
● インフォームドコンセントの文書には何を記載するべきであるか．
● インフォームドコンセント文書には誰が署名するべきであり，その理由は．

ケース2　12名の躁うつ病患者で2週間投薬を中止して，ウォッシュアウトが行われた．研究プロトコールでは，新薬の受容体結合効果を知るために，患者をCT［訳者注：原文ではCTになっているが，PETが正しい］スキャンにかけることになっている．

● 患者にはどのような質問をするべきであるか．
● このような治験は承認されうるか．その理由は．
● もしあるとすれば，どのような安全策を講じるべきであるか．

ケース3　大学病院に所属する研究者がある製薬会社のために研究を実施している．プロトコールには，300人の躁うつ病と診断された患者が必要である．研究者はすべての被験者を自分自身の診療所と病院から募集する計画である．研究では新薬の試験が実施される．

- 患者にはその他に何を知らせるべきであるか.
- インフォームドコンセント文書中にどのような情報を含めるべきであるか.
- インフォームドコンセント文書には,誰が署名するべきであるか.

ケース4　民間の研究施設に所属する研究者が,在宅看護患者における調査を提案している.その研究施設は在宅看護を運営している.研究は,誰が投薬スケジュールを遵守させているかを確かめることである.
- このプロトコールに何か問題はあるか.
- この研究は再考すべきであると考えるか.そしてどのように再考すべきか.
- 患者には何を伝えるべきであるか.
- プロトコールには何が含まれていなければならないか.

参 考 文 献

Advisory Committee on Human Radiation Experiments (ACHRE) (1995) Final Report, stock number 061-000-00-848-9. Available from: Superintendent of Documents, US Government Printing Office, Washington, DC. Tel: (202) 512-1800; Fax: (202) 512-2250.

45 Code of Federal Regulations part 46 (as of 1991, also called the Common Rule).

Marshal E (1999) NIMH to screen studies for science and human risks *Science* 283, 464–465.

National Bioethics Advisory Commission (NBAC) (1998) Research Involving Persons with Mental Disorders That May Affect Decision-making Capacity, vol. I: Report and Recommendation. Rockville, Maryland: NBAC. Available at: http://www.bioethics.gov

National Commission for the Protection of Human Subjects of Biomedical and Behavioral Research (1978) Belmont Report: Ethical Principles and Guidelines for the Protection of Human Subjects of Research. Washington, DC: US Department of Health, Education, and Welfare.

Office of Protection from Research Risks (OPRR) (1993) Protecting Human Subjects: Institutional Review Board Guidebook. Washington, DC: US Government Printing Office.

President's Commission for the Study of Ethical Problems in Medicine and Biomedical and Behavioral Research (1983) Summing up, Washington,

DC: US Government Printing Office.

Rabins PV (2002) Mental disorders affecting decisional capacity. In: Research and Decisional Capacity (AE Shamoo ed.) London, UK: Taylor & Francis Group, in press.

Shamoo AE (ed.) (2002) Research and Decisional Capacity London. UK: Taylor & Francis Group, in press.

Shamoo AE & O' Sullivan J (1998) The Ethics of Research on the Mentally Disabled. Chapter 21 in: Health Care Ethics – Critical Issues for the 21st Century (JF Monagle & DC Thomasma eds.), pp 239–250 Maryland, Gaithersburg: Aspen Publishers.

8. 小児の臨床研究への使用

　小児は，年齢と理解力が低いことから，被験者として研究に登録するには法的同意能力を欠いている．ニュルンベルク綱領と国家諮問委員会の両者が，研究計画への登録において，小児における制限を認め，成人と比較してより大きな保護を与えている．すなわち，小児は，特別保護を必要とし，小児に代わって保護者または法的に認められた人がインフォームドコンセント文書に署名しなければならない弱者グループの1つとして45 CRF 46 に指定されている．さらに，45 CRF 46 には，小児が参加する研究プロトコールは，危険の程度に応じて4つに分類することが要求されている．法令では，厚生省（DHHS）長官による審査と承認を得た場合を除いて，最小よりも大きな危険のある研究および直接的な医学的恩恵を期待できない研究における小児の使用を禁止している．危険が低い分類に入る研究では，危険と利益を注意深く秤にかけ，（もし可能であれば）小児の同意（assent）を取得することが要求されている．

> **学習項目**
> - 小児が弱者である理由
> - 施設内審査委員会（IRB）は小児が参加する研究プロトコールを，どのように取り扱うべきであるか
> - 研究プロトコールの危険の程度とは，どのようなものか
> - IRB は，いつ厚生省（DHHS）長官に対して研究プロトコールの承認を問い合わせるべきか

郵 便 は が き

料金受取人払

牛込局承認

3406

差出有効期間
2005 年
10月31日まで

切手をはらず
このままお出
し下さい

| 1 | 6 | 2 | - | 8 | 7 | 9 | 0 |

東京都新宿区新小川町6-29

株式会社 朝倉書店

愛読者カード係 行

●本書をご購入ありがとうございます。今後の出版企画・編集案内などに活用させていただきますので，本書のご感想また小社出版物へのご意見などご記入下さい。

フリガナ
お名前　　　　　　　　　　　　　男・女　　年齢　　歳

〒　　　　　　　電話
ご自宅

E-mailアドレス

ご勤務先
学校名　　　　　　　　　　　　　（所属部署・学部）

同上所在地

ご所属の学会・協会名

ご購読　・朝日・毎日・読売　　　ご購読（　　　　　）
新聞　・日経・その他（　　　）　雑誌

30080

書名　　臨 床 倫 理 学

本書を何によりお知りになりましたか

1. 広告をみて（新聞・雑誌名　　　　　　　　　　　　　　　）
2. 弊社のご案内
   （●図書目録●内容見本●宣伝はがき●E-mail●インターネット●他）
3. 書評・紹介記事（　　　　　　　　　　　　　　　　　　　）
4. 知人の紹介
5. 書店でみて

お買い求めの書店名（　　　　　　　市・区　　　　　　書店）
　　　　　　　　　　　　　　　　　町・村

本書についてのご意見

今後希望される企画・出版テーマについて

図書目録，案内等の送付を希望されますか？　　　・要　・不要
　　　　・図書目録を希望する
ご送付先　・ご自宅　・勤務先
E-mailでの新刊ご案内を希望されますか？
　　　　・希望する　・希望しない　・登録済み

ご協力ありがとうございます

ニュルンベルク綱領の最高の不朽の原則には，「研究に参加するヒトは，同意に対する法的能力をもった人でなければならない」との文言が含まれている．この文言は，法定年齢以下の小児および未成年者がインフォームドコンセント文書に署名することをはっきりと禁止している．ニュルンベルク綱領ではさらに，被験者は「関係する諸事項に関して，理解してよく認識して決断できる，十分な知識と理解力をもっていなければならない」と述べている（ACHRE, 1995）．この宣言では，小児は危険と利益を理解する能力を欠いているので，研究のための被験者として自分の責任で登録することを禁止している．

　さらに，国家諮問委員会によって公表された「人権の尊重」に関する倫理原則と厚生省（Department of Health and Human Services, DHHS）規則（コモンルール）が，「自発的な同意」を得ることなく，何人も研究へ登録することを禁止する法的根拠となっている．

　連邦規則 45 CFR 46 subpart D は，研究被験者として登録するときに，「小児に対する特別保護」を定めている．施設内審査委員会（institutional review board, IRB）の本来の役割は，国民（すなわち，ヒト被験者）を不当な危険や危害から保護することである．そのために，IRB にとって，小児は特別な負担となることを意味し，特別な注意が必要である．小児は自立性を欠いた人に分類され，特に年少の小児は正当な同意を与えるためには必須の危険と利益を理解する能力を欠いている．そのために，連邦規則では小児の制限を認め，代わりに「代理同意」を利用することを要求している．連邦規則では一般的に使用されているこの表現を使用していないが，親，保護者あるいは法定代理人による同意を挙げている．さらに，その小児が研究に参加することを承認する肯定的サインを示して，同意を与えなければならない．

食品医薬品庁（FDA）の新しい指示

　小児の治療に使用されている大部分の医薬品は，小児で試験されたことがない．責任問題のために，製薬会社は小児で医薬品の試験をすることに乗り気ではない．そのために，小児は「治療における孤児」に相当する．つまり，小児への研究医

薬品の投与は,「適応外(オフラベル, off label)」の使用ということになっていた. 小児全体に対する利益が,危険をもたらす可能性はあるが恩恵はもたらさない新医薬品の試験において,被験者として使われる小児たちの利益と衝突するときに,倫理ジレンマが生じる(Tauer, 1999 ; Grodin and Glants, 1994 の総説を参照). さらに,適応外使用は,小児に大きな危険を伴うことがある. 1997 年にクリントン大統領が小児に使用する(承認をとる予定の)医薬品の試験に関して変更を命じたときに,これらの倫理問題がさらに注目されることとなった. これに続いて, 1998 年に FDA は,もしその医薬品および生物由来製品が小児での使用を意図している場合には,製薬会社は小児での試験をしなければならないとのルールを定めた. これらの変更の背後にある論理は,女性やマイノリティーグループを研究試験に含めることを要求した論理と同じである. 現在では,治験届を提出するときに,小児を除外した理由を説明する義務が研究者に課せられている. いつ,どのような方法で小児を研究に参加させるべきかについて, 政府官僚, 議会, メディアおよび擁護団体の間で大きな議論が交わされている. 議論になっているテーマの例として以下のものが挙げられる. 最小の危険の定義,小児の場合の同意(賛意:assent)の定義,保護者,小児のさまざまな成熟度,さらに,その小児にとって直接の利益となるものとは何かについての問題が最も熱く議論された.

危 険 の 分 類

連邦規則(45 CFR 46)によれば, IRB は,小児を用いる研究計画を, 4 つのカテゴリーのうちのいずれかに分類する必要がある. この分類は,起こりうる危険, 考えられる利益,および付随する不快感の分析に基づいて行われる. 被験者となった小児,その小児と同年齢層にとって期待される直接的利益と社会全体に対する利益を秤にかけて,被験者となった小児に対して起こりうる危険と不快感の分析を行わなくてはならない(OPRR, 1993).

IRB は,危険と利益の程度および研究計画を慎重に審査し,十分に比較検討して,承認の際に重要な役割を果たすと考えられる 4 つのカテゴリーのうちの 1 つ

に指定する．これらの分類は，主として小児に対する危険に基づいている．

1. 危険が最も小さい研究（minimal risk research）

　この分類は，「提案された研究において予想される危害あるいは不快感が発生する確率および程度が，日常生活あるいは普通の身体検査や心理テスト中に，通常起こりうるよりも小さいか，範囲内であるか，および同程度である」場合である（45 CFR 46, Section 102(i)）．この危険が最も小さいという定義は，小児あるいは成人を問わず，すべてのヒト被験者に対して変わらない．国家諮問委員会は，小児に対する危険が最も小さい研究プロトコールの例として，非侵襲的生理機能検査，普通の予防接種，および血液と尿サンプルの採取を挙げている．もし他の条件をすべて満たしていれば，この分類に入る研究プロトコールは，IRBによって承認され得るものである．

2. 小児に対して直接的な医学的恩恵が期待できるが，危険が最小よりも大きい研究（greater than minimal risk with the prospect of direct medical benefit to the child）

　IRBは以下のことを決定しなければならない：

a. 被験者にとって期待できる利益によって，その程度の危険を正当化できるかどうか．

b. 被験者に対する危険／利益の関係が，他の処置をした場合と同程度に有望であるかないか．

c. 被験者の同意があるかないか．

　IRBはプラシーボを使用する研究プロトコールをすべて注意深く審査する必要がある．被験者にとって最小よりも大きい危険を伴い，何ら直接的な医学的恩恵のない研究プロトコールであれば，Levine (1988) によれば，プラシーボ群は認められる場合もあるが，また認められない場合もある．病気に罹っている人たちにとっての利益は，小児に対して直接的な恩恵をもたらすであろうという仮定の下に，慣例によりそのようなプロトコールの実施が承認されてきた．しかしながら，法律を文字通りに読むと，そのような広い解釈を可能にする余地はない．小

児に対する研究プロトコールの一部にプラシーボを含む対照群を設定すること，およびそのような研究プロトコールを IRB が承認すべきかどうかに関して，大きな議論があることは明白である．

3. 小児に対して直接的な医学的恩恵は期待できないが，被験者が罹患している病気あるいは症状について一般化しうる知識を生み出す可能性がある，危険が最小よりも大きい研究 (greater than minimal risk with no prospect of direct medical benefit to the child but likely produce generalizable knowledge about the subject's disorder or condition)

以下の条件を満たしている場合には，承認が得られる可能性がある研究計画に分類される．

 a. 危険性が最小よりもわずかに大きい（minor increase over minimal risk）研究の場合．
 b. 本来の研究計画が，被験者が体験すると考えられる医学的およびその他の処置の範囲内である場合．
 c. その処置が一般化できる知識を生み出す場合．
 d. 小児の同意が堅固である場合：連邦規則では，「危険性が最小よりもわずかに大きい」の定義とその適用を，それぞれの IRB に委ねている．そのために解釈に大きなバラツキが生じている．繰り返すが，プラシーボ群の問題は，不明確なままに放置されている．

4. 小児に対して直接的な医学的恩恵が期待できない，前項よりも危険が大きい研究 (greater than minor increase over minimal risk with no prospect of direct medical benefits to the child)

これは，小児では承認できない研究に分類される．しかしながら，ある種の状況下や，DHHS に照会した後に，もしも研究結果が小児の理解に役立ち，小児全般の福利に貢献するものであれば，長官がそのプロトコールを承認することがある．DHHS 長官は，プロトコールについてその分野の専門家に諮問し，国民のコメントを求めた後に初めて承認することになるであろう．

この分類においては，もし研究が被保護の状況に関係したものであるか，ある

いは研究が教育的あるいは医学的環境下で実施される場合，およびそれぞれの小児に指名された後見人がいる場合には，いかなる収容施設に収容されている小児であっても研究に参加することができる．

　小児が参加する研究プロトコールに対する研究施設の保証には，研究資金の財源に係わりなく，それぞれの研究施設が小児の権利と福利を保護するべきであることが要求されている．研究におけるヒト保護のための事務局（Office for Human Research Protection, OHRP）は，長官が小児の参加する研究を審査するために専門家を指名するのと同様に，研究施設が専門家の審査員を指名することを推奨している．小児が被保護状態にある場合には，その小児のために指名された保護者は，小児が研究計画への登録を求められた時には，その小児の最善の利益のために行動する義務と権限をもっている．

　IRBは，小児に対するすべての危険因子を評価する重要で困難な任務を担っている．IRBメンバーが審査するべき問題として次のようなものがある：
- 危険が最も小さいとは何を意味するか．
- プロトコールの中の小児に対する危険をどのように評価するか．
- 危険が最小より「わずかに大きい」とは何を意味するか．
- プロトコールにおいて痛みと不快感が十分に考慮されているか．
- プロトコールではどのようにして危険を最小限にしているか．
- 小児の年齢は，痛み，不快感および危険を経験する場合に重要な因子であるか．
- 痛み，不快感，および危険に対する補償はあるか．

小 児 の 同 意

　実際上，7歳未満の小児からの同意書（assent）は必要ではない．しかしながら，強制しない方法で小児から同意を得る試みをするべきである．たとえ参加を拒否したとしても誰も迷惑をこうむらないことを小児に伝えることもできるであろう．7～12歳までの小児には，別な形式が適切である．しかしながら，思春期の小児には，別の形式は必要なかろう．小児は，同意書の言語を理解できなけ

ればならないし，それが簡単な言葉と考えで構成されていなければならない．

学校における研究

読者は，学校における研究の実施に精通した人に助言を求めるべきである．このタイプの研究は，以下の2つの法律，家族教育権とプライバシー法（Family Educational Rights and Privacy Act, FERP）および生徒の権利保護改正法（Protection of Pupil Rights Amendment, PPRA）によって管理されている．PPRAは学校における身体検査研究を規制し，学校で実施される研究の分類を定義し，さらに両親の権利を定義している．

問　題　最も適切な答を選びなさい

1. 以下の理由により，小児は研究プロトコールへの登録に同意することができない：
    a. 小児は危険と利益に対する理解能力を欠いているため
    b. 小児は18歳以下であるため
    c. 45 CFR 46 が禁止しているから
    d. ニュルンベルク綱領に合致しているから
    e. 上記のすべて

2. 小児に代わって代理同意を与えることができる人は：
    a. 両親
    b. 保護者
    c. 法的に認定された者
    d. a，bおよびcとも正しい
    e. 上記のいずれでもない

3. 新医薬品を小児で試験することを要求している食品医薬品庁（FDA）の新しい指示書の背後にある論理は以下の通りであるが，この中で例外は：
    a. 適応外の使用であるので危害を引き起こす危険性がある

  b. 医薬品の用量を計算できるほどに小児の体重があること
  c. 小児を被験者として使用したときの製薬会社に対する大きな経済的障害
  d. 小児全体に対する医薬品の開発
  e. 上記のいずれでもない

4. 小児を使用する研究における危険の程度は，以下の4つのカテゴリーに分類されている：

 ①最も小さい（最小）
 ②その小児に対して直接的な医学的恩恵が期待できる，危険が最小よりも大きい研究
 ③小児の病気や症状に関する全般的知識を生み出すが，その小児に対する直接的な医学的恩恵は期待できない，危険が最小よりも大きい研究
 ④その小児に対して直接的な医学的恩恵は期待できない，危険が最小よりもわずかに大きい研究よりもさらに危険が大きい研究

(1) カテゴリー①は，以下の条件の場合に承認されうる：
  a. 危害や不快感が起こる確率と程度が，日常生活やこれらの試験の間に通常起こりうるよりも，大きくない場合
  b. 危害や不快感が起こる確率と程度が，日常生活やこれらの試験の間に通常起こりうるよりも，小さい場合
  c. 危害や不快感が起こる確率と程度が，日常生活において通常起こりうるよりも，わずかに大きい場合
  d. aとcは正しくない
  e. 上記のいずれでもない

(2) カテゴリー②は，以下の条件が満たされた場合に承認されうる：
  a. 被験者の同意および親または保護者の同意がある場合
  b. 被験者の同意があり，被験者に対する危険/利益の関係が別の処置をした場合と同程度に有望で，被験者に対する利益によって危険が正当化される場合
  c. 危険/利益の割合が有望であるばかりでなく，親の同意がある場合
  d. aおよびcが正しい
  e. 上記のいずれでもない

(3) カテゴリー③は，以下の場合に承認されうる：
　a. 小児の同意が堅固である場合
　b. 知識が一般化できる場合
　c. 危険が最小よりもほんのわずかに大きい場合
　d. 研究手法が容認できる医学的経験の範囲内である場合
　e. 上記のすべて
(4) カテゴリー④は，以下の場合に承認されうる：
　a. 厚生省（DHHS）長官が承認した場合
　b. 施設内審査委員会（IRB）と長官が承認した場合
　c. IRB が承認した場合
　d. DHHS 長官が，その研究プロトコールに関して専門家に諮問し，国民のコメントを求めた後に承認した場合
　e. DHHS 長官が，専門家に諮問した後に承認した場合

ケーススタディ

ケース1　小児がインフルエンザにかかる頻度を調べるための研究において，研究プロトコールでは60名の（6～18歳の）健康な小児の使用を必要としている．研究プロトコールでは参加者は最初に身体検査を受け，研究者のところへ毎月訪問して，詳細な調査アンケートに記入することが要求されている．
● この試験は，どのカテゴリーに分類されるべきで，その理由は．
● その他にプロトコールに加えるべき情報は何か．
● インフォームドコンセントの書類に加えるべき情報は何か．

ケース2　新薬を試験する研究に，研究プロトコールでは100人の小児がん患者の使用が必要となっている．予備試験の結果から，新医薬品は，現行の標準治療薬よりも優れていることが示唆されている．
● この試験は，どのカテゴリーに分類されるべきか．
● 両親への説明に加えるべき情報は何か．

- どのような安全策を講じておく必要があるか．

ケース3 小児において新しいワクチンを試験中である．300人の小児のうちの1/3ずつに，新しいワクチン，古いワクチン，そしてプラシーボをそれぞれ接種することになっている．
- この試験は，どのカテゴリーに分類されることになるか．
- この研究計画に何らかの問題があると考えるか．もし問題ありと考えるならば，どのように変更するか．
- 両親には何を伝える必要があるか．

参 考 文 献

Advisory Committee on Human Radiation Experiments (ACHRE) (1995) Final Report, stock number 061-000-00-848-9. Available from: Superintendent of Documents, US Government Printing Office, Washington, DC. Tel: (202) 512-1800; Fax: (202) 512-2250.

21 Code of Federal Regulations parts 50, 54, 56, 312, 314

45 Code of Federal Regulations part 46

Grodin MA & Glantz LH (eds) (1994) Children as Research Subjects – Science, Ethics, and Law. New York: Oxford University Press.

Levine RJ (1988) Ethics and Regulation of Clinical Research, 2nd edn. New Haven, Connecticut: Yale University Press.

Office of Protection from Research Risks (OPRR) (1993) Protecting Human Subjects: Institutional Review Board Guidebook. Washington, DC: US Government Printing Office.

Tauer CA (1999) Testing Drugs in Pediatric Populations: the FDA mandate. *Accountability Res.* 7, 37–58.

9. 受刑者の臨床研究への使用

　受刑者は監禁状態にあるので，研究への登録にあたりインフォームドコンセントに関していくつかの要件を欠いている．国家諮問委員会および連邦規則は，受刑者には自由な選択権がないことを認め，研究への登録に際して刑務所外にいる人びとと比較して受刑者に対してより大きな保護を与えている．受刑者を使用する研究は，特別保護として，①彼らの監禁状態に関連した危険の最も低いものであること，②刑務所における生活と状況に関連していること，③あるいは直接的な医学的恩恵のあるものであることを要求している．

> 学習項目
> ●受刑者が弱者である理由
> ●受刑者が参加する研究プロトコールを施設内審査委員会（IRB）はどのように取り扱うべきであるか
> ●研究への志願者となる受刑者に与えられる特別保護とは何であるか

これまで2章にわたって，判断能力障害者および小児の2つの弱者グループを研究に使用することについて述べてきた．連邦規則には，妊婦や受刑者などの，その他の弱者グループが認定されている．施設内審査委員会（institutional review board, IRB）では，法令に特別に定められていない弱者グループを認定することもある．この章では，受刑者を研究に使用することについて述べてみたい．

すでに述べたように，ニュルンベルク綱領の関連する項には，被験者となる人は「暴力，詐欺，虚偽，脅迫，騙し，あるいは裏面から束縛あるいは強制等のいかなる要因もからまない，自由に選択権を行使できる状況に置かれていなければならない」と述べられている．この声明の中で，刑務所あるいは他の施設に監禁されているために自由のない人たちは，適正なインフォームドコンセントを与えることができない人たちであると認定されている（ACHRE, 1995）．

1970年代末期に国家諮問委員会から報告書が提出される以前は，受刑者を研究に使用することは一般的であった．研究被験者としての受刑者の使用の制限に関連した主要な倫理原則では，「自由な選択権」の行使に至ったときに，受刑者は弱者の立場にあるとしている．アメリカには，主としてマイノリティーグループ出身者からなる200万人を超える受刑者がいる．そのために，受刑者を被験者として研究に使用することには，人権という別の次元の問題がある．受刑者は，脅迫的，かつ強制的であると容易に推定できる隔離された状況下に置かれている．さらに，受刑者の大部分は貧困で高等教育を受けていないという事実もまた，受刑者を弱者としている．これらおよびその他の理由により，国家諮問委員会が被験者としての受刑者の募集や使用に関する特別な制限を勧告し，連邦規則はそれを反映している．

自由の権利の対極にあるものは，研究計画に登録したときに被験者が受け取る報酬である．受刑者が研究に参加したときには，報酬を受け取ってはならないとする理由に疑問が起こっている．研究に参加した者は，それによって受ける不快感や要した時間に対する報酬を一般的に受け取っている．しかしながら，受刑者の場合には，通常の報酬一式は，不当に高圧的で，食い物にしているとみなされるであろう．さらに研究への参加に要する時間は，日常の退屈で，満ち足りない

状態にある刑務所生活からすれば，受刑者にはありがたい「休暇」みたいなものであることもあろう．他方，どうして受刑者は，他の受刑者でない人たちと同額の報酬を受け取ってはいけないのかという疑問を呈する人もあろう．

別の次元の問題は，刑務所という環境においては，研究に参加している受刑者の機密保持は実際上不可能であるという点である．それゆえに，受刑者以外の人たちと同額の支払いを受刑者に対して保証することは，新しい一連の倫理問題を引き起こす．受刑者を研究被験者として実際に搾取的に使用していた一例として，ホーンブラムは，著書『広大な面積の皮膚（*Acres of Skin*）』の中で，1960年代および1970年代に，多くの薬物や香水の毒性や発がん性を試験するために，受刑者の背部皮膚をどのように使用していたかを記録に留めている（Hornblum, 1998）．これらの実験は，ペンシルベニア大学の研究者たちによってペンシルベニア州フィラデルフィアのホームズバーグ刑務所において実施されていた．これらの実験の記録は，明らかに大部分が破棄されていた．これらの実験状況下における，たとえば支払い金額や強制の程度などの前記の倫理原則のすべてが厳しく吟味された．その結果，実験に参加した受刑者たちには，他の受刑者たちと比較してより良好な宿泊条件が提供されていた．実験中の対人関係は不当に強圧的であったようである．そしてインフォームドコンセントに関しては，ほとんど説明が行われていなかった．

現在では，国家の支援を受けたヒト被験者を使用する研究は，すべてが45 CFR 46（コモンルール）を遵守しなければならない．食品医薬品庁（Food and Drug Administration, FDA）による医薬品の承認申請に関連した臨床試験の場合には，この章で前述したコモンルールに相当するFDAの基準を遵守しなければならない．さらに，研究に被験者として登録する場合には，小児の場合と同様に，受刑者に対する特別な保護条件が存在する．最も厳しい制限は，受刑者は主として行動研究に使用できるという事実である．この制限があるとはいえ，受刑者が参加できる研究は，①「投獄の原因，効果および方法」に関係した危険が最も小さい研究，あるいは②施設としての刑務所および収容者に関する研究，あるいは③集団としての受刑者の境遇に関する研究，あるいは，④受刑者にとって利益が

あると考えられる治療的研究の場合に限られる．非治療的な研究の場合には，長官は専門家に諮問した後に，その種の研究を承認することがあり，その研究を承認する意図を公表することがある．

　受刑者を研究に使用する場合には，さらに制限があって，募集は公明正大であり，刑務所の管理や，あるいは仮出獄手続きにおける寛大な計らいの約束などの影響があってはならないという事実である．受刑者に対する「危険が最も小さい」をどのように定義するかに関して，学者間に意見の相違がある．確かに，他の人たちと比較して，日常生活において受刑者が遭遇する危険は異なっている．それゆえに，「日常生活で通常遭遇する」危険の基準は，刑務所外にいる人たちと同様であるべきとすることに異論を呈する人もあろう．もし必要があれば，研究被験者の事後のケアも考慮するべきであろう．

　連邦刑務局（Federal Bureau of Prison）は，その収容者のために，研究における受刑者の登録に対してさらに特別制限を設けている．実際に，彼らの管轄下にある受刑者のために，危険が最も小さい研究のみが連邦刑務局により承認されることになるであろう．

ケーススタディ

ケース1　刑務所の収容者で実施される研究実験では，新しい禁煙薬を試験することになっている．受刑者の大部分は喫煙者である．この研究には200人の受刑者の登録が必要となっている．登録者のうちの半数で新薬の投与が開始され，残りの半数はプラシーボの投与を受けることになっている．
- 受刑者で研究を実施する場合に，これは適切な研究計画であるといえるか．
- 受刑者には何を伝えるべきであり，その理由は．
- IRBはどのような質問をするべきであるか．

ケース2　収監されている薬物中毒者を使って，研究を実施することになっている．プロトコールでは，ある特別な薬物の有効性と薬物中毒者の行動面におけ

る治療の試験を目的としている.
- IRB には,受刑者のことを熟知している人をメンバーに加えるべきであるか.
- IRB は何を質問するべきか.
- インフォームドコンセント文書には何を含めるべきであり,その理由は.

参 考 文 献

Advisory Committee on Human Radiation Experiments (ACHRE) (1995) Final Report, stock number 061-000-00-848-9. Available from: Superintendent of Documents, US Government Printing Office, Washington, DC. Tel: (202) 512-1800; Fax: (202) 512-2250.

Hornblum AM (1998) Acres of Skin. New York: Routledge.

National Commission for the Protection of Human Subjects of Biomedical and Behavioral Research (1979) Belmont Report: Ethical Principles and Guidelines for the Protection of Human Subjects of Research. Washington, DC: US Department of Health, Education, and Welfare.

10. ヒト被験者を臨床研究に使用するための承認取得手続き

　研究におけるヒト保護のための事務所（OHRP）が最近とった対策，および報道機関によるこれらの対策とその他の事件に関する不快な報道によって，施設内審査委員会（IRB）の手続きにはいくつかの弱点があるとの疑念が抱かれている．これらの問題には，定足数が不適切であるとか，有害事象の報告が欠落していたとか，インフォームドコンセント取得手続きに欠陥があるとか，さらにまれな場合であるが不正行為などが含まれている．IRBは，責務を果たすために，ヒト被験者の使用を計画している研究についての適切で，包括的な情報を収集する必要がある．研究者は，連邦規則を遵守する倫理的および法的責任を負っている．食品医薬品庁（FDA）規則には，FDAに対して意図的に虚偽の報告をした場合には，研究者は刑事訴追を受ける可能性があるとはっきりと述べられている．

> 学習項目
> ●相互交渉の問題と陥穽：承認手続きにおける施設内審査委員会（IRB）と研究者
> ●初期および継続審査のために，IRBはどのような種類の情報を必要とするか．またその理由は
> ●どのような場合に研究者は，別のIRBを使うことができるか
> ●監督の特別要件：研究者の不正行為

5章に，たとえば研究者と施設内審査委員会（institutional review board, IRB）との間で発生する典型的なコミュニケーションの種類など，研究者とのいくつかの相互交渉の概略を含めて，IRBがどのように活動しているかを記述した．図5.1に示したように，研究者とIRBとの間で発生するコミュニケーションの基本方式を繰り返すことが重要である．責任の保証と報告のための「範例」では，IRBと研究者との間の円滑なコミュニケーションの継続が「基本」ともいえるほど重要なことを強調している．IRBは，（研究者が研究を行っている）研究現場を通じて被験者に「触れるほどに」接近し，そして適切な情報に接することにより，初めて法律によって課された責任を果たすことができる．大部分ではないにしても，ある種の情報は研究者または治験依頼者の下にある．したがってIRBは研究者あるいは（治験依頼者が関与している場合には研究者を迂回することなく）治験依頼者と接触することにより，適切な監督を保証する重要なコミュニケーションの道筋をつけることになる．

最適な条件の下では，研究者とIRBは，ある特定の研究において，被験者の最善の利益のための共通手段として責任を果たすことができる．残念ながら，いつもこのようにいくとは限らない．経験を積んだ研究者は，IRBとの多くの厳しいやりとりの話をすることもあろう．他方，IRB関係者をはじめ，IRB職員は，反対に，研究者が特に妨害して手に負えなかった多くの実例を挙げることもあろう．これらの所見は，いずれの場合も，研究におけるヒト被験者の保護が不十分であった事例として，結局のところ同じ結論に解釈される．

相互交渉の問題と陥穽—承認手続きにおけるIRBと研究者

困惑させる典型的な問題にはどのようなものがあるか．ここに，研究者の立場からいくつかの問題を取り上げてみる．
- IRBの最終期限は，臨床研究業務の実態と合っていない．多くのIRBは，医薬品，医療機器あるいは生物由来製品の開発に従事している研究者あるいは治験依頼者の時系列とは明らかに適応しない時間間隔で会合を開いている．大きな収益を失う可能性があるとした場合には（控えめな見積りでは，新医薬品の

販売が遅れた場合，1日当たり100万ドルの損失としている），治験依頼者は，現行の研究環境下において，多くの研究者とIRBとは単なる対立関係のままでは済まされないことを認めている．
- IRBは，研究被験者の保護問題にとって明らかに利益もない事務的重荷になるだけの事柄を要求して，研究現場がどれほど多くの圧迫された状態にあるかを察知していない．特に，大学の医学研究施設に所属し，患者や研究被験者の医療に直接関係する責任を担っている多くの研究者たちにとっては，これは事実である．
- IRBはその情報をもう整理保管していないのか．結局のところ，同じ研究者の研究ばかりを記録するためのIRBであった．
- IRBは何をしているのかを理解していないらしい．重症患者群で実施されることになっている研究のために，どのようにインフォームドコンセントを取得することになっているかを理由にして，研究計画において処置を施すのを遅らせるようなことを，IRBはどうしてできるのか．可能性があるのであれば，救命的治療を施すべきであるという考えを少しでも持ち合わせていれば，IRBは，こうした「患者」からのインフォームドコンセントの取得が時宜を得たものであったかどうかとか，あるいは十分なものであったかどうかなどの倫理問題を心配することなどないのは明らかであろう．
- IRBに情報を要求することは，混乱を少なくするどころか，かえって混乱を大きくしてしまう．IRBは，臨床的立場から患者が治験に適当な候補者であるかどうかを調べて判定する研究者からの説明に納得していない．なぜIRBは同意を与える「能力」にこだわるのだろうか．

IRBの立場からすると，以下の重要な3つの領域に懸念が存在する．
- 多くの遅れを生じる原因となる不完全な情報が初期審査時に提出されている．同様に，情報が欠落していたり，あるいは不完全な場合には，研究現状の「追跡」を継続するときに，IRB事務局職員に余分な事務負担を課すことになる．いずれの懸念も，すでにIRB職員数が足りなくて能力不足に陥っているところへさらに仕事をつくることになる．

- たとえば有害事象の報告と継続審査情報の提出に関して，注意を喚起したにもかかわらず，法律を遵守していない場合がある．そのような行為は実際には研究者の法的（倫理的）責任であるにもかかわらず，監査時に IRB が繰り返し制裁を受けるのがこの領域である．
- 研究とその他の支援職員に対して，研究者数が過剰な場合には，職員たちと IRB に混乱をきたすことがある．適切な管理支援の下に，研究者は研究に関連したすべての活動に関与することが公式に決められている．しかしながら，ある研究者は大部分の研究活動を下位の研究者と研究コーディネーターに任せてしまうことがある．これらの職員は，研究へ関与するように任命されているか，あるいは認定されている場合もあるし，またされていない場合もある．

さらに，研究者がどうこうできる範囲内のものであるか否かに関係なく，研究者がしばしば遭遇するいくつかの典型的な陥穽がある．そして，それらが IRB の懸念を誘発し，その結果として，さらに管理上のあるいは規制上の処置を招くことになる．

1. 過大評価／超楽天主義

競争に勝ち残ろうとして，治験依頼者や資金助成財団に対して，適格被験者数を達成可能な人数よりも多く言いすぎたり，達成可能な終了期限よりも短く言ってしまう研究者がいる．この過大評価それ自体は，被験者の権利と福利の保護に脅威を与えるものではないかもしれない．しかしながら，そのような行為は，研究者が適切な，十分な管理能力を備えているかという点に関して，信用を貶める別の要因があることを示唆するものとなるであろう．

2. 治験依頼者によらないプロトコールの変更

個人的なあるいは被験者の利益のためにプロトコールの変更が必要となる場合がある．（変更でもしなければ条件に適合しているとは考えられない）ある種の患者を含めるためにいくつかの基準を曲げると，IRB がその研究プロトコールを審査して承認した時点では考えてもみなかったようなさらなる危険に被験者をさらすことがある．さらに，ある1人の被験者のデータのせいで研究全体が無効と

なることがあり，その特別な被験者を不必要な危険にさらす結果となる．

3. 研究に関連した障害

競合している研究を引き受けて，ある一方の研究の開始を遅らせて，別の研究を完了させることが，大きな金銭的あるいは非金銭的（たとえば名声のような）利益に結びつくことがある．

4. 事務的障害

「主任研究者および現場職員の履歴書は，印刷し直しの最中で，そのために IRB の審査に提出できない…」だとか，あるいは「主任研究者のライセンスが，すでに 1997 年に期限切れになっているにもかかわらず，まだ有効であるとする」などが，例として挙げられる．

5. 責任転嫁

「書類は IRB に提出済みである，なのに何で滞っているのか分からない！」とか，あるいは「われわれがある患者で報告した重篤な有害事象を治験依頼者が処理中で，IRB にはその情報を報告しないようにいわれた…」などが，例として挙げられる．

6. 責任回避

研究に関連した会合（研究および他の研修に関連したセッション）への出席をキャンセルしたり，あるいは早めに退席することは，研究についての十分な研修を受けていないことになる．

7. 詐欺

データが偽造されていることがある．

8. 調剤ミス

「これはもう 10 回目だからよく知っているよ．きっと薬剤師が間違いを犯したに違いない」．

9. 非ランダム化

「被験者をランダムに各治療群に振り分けることになっているのは分かっているよ．しかし，私はこの患者のことを知っており，私が入れたこの治療群に割り振った方が，この患者はきっと幸せなはずですよ」．

10. 基準違反

「私には，この症状と年齢の患者にとって，血清クレアチニンの基準値は非現実的であるように思われた」．またもや，このような研究者側による自由裁量行為が，IRB が以前にその研究を審査して承認した当時には予想もされなかった状況下において，被験者を危険な状況にさらすことになる．

11. 重篤な有害事象あるいはその他の有害事象の報告不履行

「足のつま先をナイフで刺してしまったことによる入院は，重篤な有害事象ではない．そうでしょう？」

12. 盲検性の破壊

「コーヒーをラベルの上にこぼしてしまい，酒精綿を使って拭き取ろうとしたときに，偶然にもその群分け割付けの中味をみてしまった」．

IRB はどのような情報を必要とするか，そしてその理由は

IRB は，法律に定められた主要な責任である研究に参加する被験者の権利と福利を保護するために，適切な情報を収集する．IRB は，ヒト被験者が参加する研究を審査して承認する責任を担っている．IRB が「承認できるかできないか」を判定する基準は，被験候補者が遭遇する可能性が予見される危険と不快感に対処するために計画されている保護手段と，研究が行われることになっている病気あるいは症状との関連である．これらには，身体から，精神，金銭，社会問題，さらにはプライバシーや機密に影響を及ぼす問題までが含まれることがある．

さてこのように，IRB は，包括的に審議するために，ある研究計画に関して意思決定過程に関係する資料とみなされる一連の情報の再調査を要求することもある．今日の環境下において，IRB はその監督任務の目的と権限に関して見解を説明すると思われるが，IRB が考慮すべき問題には，金銭および以下に述べるその他の領域における利害の対立が含まれるであろう．たとえば，①募集キャンペーン，②研究者，支援スタッフおよび（あるいは）現場職員たちの資格，および③研究参加者のデータの権利と福利の保護のために必要な安全策（たとえば，技術管理に関係する事務的問題）などである．インフォームドコンセント文書の内容

および同意取得のために使用される手続きに関連した重要な情報の収集も行われる．

IRBがしばしば収集するその他のいくつかのデータの例と，それらがヒト被験者を保護するために重要である理由をここに挙げる．

1. 研究者はどれだけの数の現場を管理することになるか．

研究参加者たちの（行動に関する，臨床の，その他の）問題だけに対応する研究者に加えて，スタッフの適切な人員管理と適切な研究実施管理が行われているか．この問題は，満足に遂行できる以上の研究を引き受けている研究者について以前に述べた問題に似ている．臨床研究において遭遇する問題の1つは，研究施設間の地理的な距離が，その研究者の通常の医療業務にとって，日常的で，習慣的なことであるかないかである．

2. 研究現場における患者の人種構成

特別な潜在的住民問題，あるいは地域社会問題があってはならない．もしも問題があるならば，特に提案されている研究との関連において，それらの問題に対してどのように対応しなければならないか．特に研究を実施することになっている特別保護が必要とされている集団に対して，特別な配慮がなされているか．

3. 臨床研究を管理するのであれば，研究者の医師免許

研究者は，職業的にも，また正式に資格が認定されていなければならない．これは臨床研究者の特別な適合性を評価する目安ではないが，この書類は他の書類と共に総合能力を世間に認めさせるために役立つものである．

4. 誰がインフォームドコンセントを取得するか？

インフォームドコンセントを取得するための確定した方法はあるのか．これは被験者が研究を理解するために重要なことであり，また不当な圧迫と強制のいずれもが使われることのある領域である．したがって，IRBは，誰がインフォームドコンセントを取得し，またどのようにしてインフォームドコンセントを取得したかの両方を審査する．

現在では研究者が負うべき責任に対して期待が拡大しつつある．たとえば，国

から援助を受けた研究では「研究者の研修」を条件としているが，そうした研修の範囲および内容に関する文書も，また研究者の理解と基本能力に関する詳細も要求されていない．食品医薬品庁（Food and Drug Administration, FDA）の規制を受けている製品に関係した研究に対して，同様な要件は今のところつくられていない．

標準化された，満足できる指針がない状態において，（薬の研究データをFDAへ提出する際に用いられる）FDA Form 1572 に記載されている研究者の要件には―FDAの規制の下で研究に従事している研究者であろうとなかろうと―すべての研究者が遵守できる規準がきちんと記載されている．「研究者の宣誓」から重要な部分である（原則はすべての研究に適用できるが，引用した法律はFDA規制製品を取り締まる）第9項および第10項をここに挙げる．

「第9項　約定」

　私は，該当する現在のプロトコールに従って研究を行い，被験者の安全，権利，あるいは福利の保護のために必要な場合を除いて，治験依頼者に変更を通知した後にプロトコールを変更することに同意します．

　私は，記載された研究を自分で実施すること，あるいは管理することに同意します．

　私は，すべての患者，あるいは対照群に使われている人たちに，薬が研究目的で使用されていることを知らせることに同意します．さらに私は，21 CFR 50 および IRB におけるインフォームドコンセントの取得に関連した要件，および21 CFR 56 における承認条件を確実に満たすようにいたします．

　私は，21 CFR 312.64 に従って，研究中に発現した有害事象を治験依頼者に報告することに同意します．

　私は，研究者用概要書を読み，その薬の考えられる危険性と副作用を含む情報を理解しました．

　私は，研究活動を支援するすべての助手，共同研究者，および雇用者に，上記の付託された責務を果たす義務を通知することを保証いたします．

私は，21 CFR 312.62 に従って十分に正確な記録を保存し，21 CFR 312.62 に従ってそれらの記録の調査に応じることに同意します．
　私は，IRB が，21 CFR 56 の要件に従って，臨床研究の初期審査，継続審査，および承認に責任をもっていることを保証するつもりです．私は，また研究活動におけるすべての変更，およびヒト被験者および他の人たちへの危険を含む予期していなかった問題のすべてを，直ちに IRB へ報告することにも同意します．さらに，明らかにヒト被験者に直ちに危険が波及するのを回避するために必要な場合を除いては，IRB の承認を得ることなく，いささかでも研究に変更を加えるつもりはありません．
　臨床研究者の責任に関するその他のすべての要件と，21 CFR 312 におけるその他のすべての付随した要件を遵守することに同意します．

「第 10 項　研究者の署名」
（警告：意図的虚偽の報告は刑法違反である．**U.S.C. Title 18, Sec. 1001**）
　FDA Form 1572 のコピー，あるいは 1572 の内容に，特に今ここに引用したばかりの 2 項目に類似した記載方式で，研究を実施する研究者による同様な宣誓が，IRB からもしばしば要求される．「約定」項の審査は，十分な大義名分となる．

継続審査——研究被験者を保護するための義務の継続

　研究に参加する被験者の権利と福利の保護に影響を及ぼす問題について，IRB が継続して引き続き監督することを期待するのは論理に適っている．法律の精神と意図がこれを支持している．
　「IRB は，これらの法令の規制下にある研究を危険の程度に応じた間隔で，しかし，1 年に 1 回以上の間隔で，審査を継続しなければならない．そして，IRB は，同意取得手続きと研究を監督するための機関を置くか，もしくは第三者機関に監督をさせなければならない（21 CFR 56.109f; 45 CFR 46.109e）」．
　現在議論されている領域は，必要な継続審査の目的を達成するために，IRB は

どのようにしてこの負託された責務を果たすかである．法的には，IRB が最初に研究を承認したときに行った審査と同様な審査手続きを実施することが期待されている．しかしながら，実際には，IRB が行う再審査方法は，決められた間隔ごとに研究を徹底的に再審査することから，たとえば登録した被験者の人数やこれらの被験者から得られた経験内容のような最低限の情報に関する大雑把な評価にまでわたっている．IRB が最低限の情報についての大雑把な評価しかしていないときの仮定は，（たとえば重篤な有害事象や，研究の変更などの）研究に関する継続モニタリングが行われているからということである．そのために，再審査のために証拠書類の提出が必要な公式時点におけるほどの厳密な評価はしなくても構わないと考えている．

研究者はどのようなときに別の IRB を使用することができるか

従来の IRB との関係では，ある施設に所属して研究を行っている研究者は，その施設の IRB の要件に従う義務を負っていた．施設に所属していない状態の研究者を使用した研究の「脱センター化」により，特に法的承認を目指す医薬品，医療機器，あるいは生物由来製品の開発研究において，非従来型の IRB による管理が必要となってきた．研究施設に基盤を置く IRB を利用する権利をもたない研究者，あるいは必要とされる時間的および事務的要求に自分が所属するところの IRB では単に対応できない研究者が，独立 IRB の使用者となっている．

IRB をもっている施設と提携している研究者が別の IRB を使用することを選択するときには，どちらの IRB に管轄権があるかを述べた適切な文書が必要である．このような事例が起こるにはさまざまな事情があるが，規制側の視点からすれば，結論は明白である．すなわち，1 つの IRB がある特定の現場における研究を開始から終了まで審査および監督し，それによって，研究におけるヒト被験者の保護を継続的に保証することである．

監督の特別要因——研究者の不正行為

問題の理解

　臨床研究専門家学会（The Association of Clinical Research Professionals）は，2001年の全国大会時における白書発表を支援するために会員向けの調査を実施した．その調査の一部は，国内臨床試験だけでなく，国際臨床試験にも関係した新聞報道が増大していることに考慮して，信用と信頼の問題を含めて，臨床研究についての国民の意見を取り上げた．以前の2000年に実施された同グループによる調査では，臨床研究における詐欺的なデータ捏造を含む広範な倫理的退廃の存在を学会員たちは信じていないことが判明した．残念なことに，いく人かの研究者による不正行為が，すべての研究者を悩ませ続けている．

　2001年後期に，国家生物倫理勧告委員会（National Bioethics Advisory Commission, NBAC）は「ヒトを用いた研究の監督における倫理と対策の問題」と題する最終報告書を発表した．報告書には，現行のシステムを精査するためのNBACの勧告が含まれている（NBAC, 2001）．不正行為自体に関しては詳細には取り上げてはいないが，その勧告の中の3つの一般的主題は，不正行為の予防に関する委員会メンバーによる認識の「代替指標」として注目に値する．

- 「われわれの対策に関連した勧告は，一般に法律はできるだけ少なく，そして指導をより多くするべきであることを提案する」．
- 「勧告は…危険のレベルに保護のレベルを比例させる努力をして，被験者の保護が必要とされる研究に焦点を絞る」．
- 「われわれの勧告は，規制を受ける研究の範囲を多少拡大させるが，規制遵守の手続きを簡素化するものである」．

　この種の勧告から，NBACの委員たちは，実際のあるいは考えうる不正行為を，管理上重い負担のかかる危険が最も小さい研究（3章で詳細に触れた問題）はどうあるべきかの定義を含めて，研究を実施する煩わしさと関連づけたのではないかと推測する人もいるかもしれない．

　もっと無遠慮にいうと，研究被験者の募集と臨床研究者に関する監察総監室報

告書は，臨床研究の雰囲気を，高度に圧力がかかり不正行為が起こりやすい例の1つとして記載していた（OIG, 2000a, b）．

実際には，研究被験者の保護を名目に，いかなるIRBも研究者の不正行為を含む科学的違法行為を警察活動をさせるようにしてはならない．IRBの物の見方（すなわち，ヒト被験者保護の問題に適用される倫理原則の視点）には，臨床研究過程の煩わしさと，生物医学研究企業が直面する圧力が盛り込まれている．確かに，これはたとえば拝金主義のような人的要因を否定するほど単純なものではない．しかしながら，組織内に不正行為が横行している臨床研究専門家たちの間に，有罪判決があるようにも思えない．それにもかかわらず，少なくとも出発点として，不正行為に対して実際に有効な対策が必要である．

不正行為と研究実施にまつわる煩わしさ
- どうすることが不正行為となるか．
- 不作為不正行為のようなものは存在するか（またそれは「怠慢」とは異なるものか）．
- 大部分がデータの捏造，あるいは虚偽の記録の保存のいずれかである不正行為は，最も緊急の問題であるか．
- 財政的不調は必然的に「不正データ」に結びつくものであるか．
- どうして不正行為はヒト被験者保護の問題であるのか．

臨床試験の事務管理責任に関するIRBの見解は，決して珍しいものではない．その考え方には，密接に関連した2つの利点，すなわち，IRB自体の利点，および研究施設現場の利点が実際に存在する．法律および指導による要件は，時流に沿っているふりをし続けるために必要な人的資源のことは何もいわずに，書類提出のための手続きと責任を大きくしている．

同じ厚生省（Department of Health and Human Services, DHHS）内にある研究におけるヒト保護のための事務所（Office for Human Research Protection, OHRP）にとっては姉妹機関となる，研究の整合性に関する事務所（Office of Research Integrity）は，科学における不正行為と違法行為の問題を管轄している．ヒト被

験者を使用する研究は，研究の一般分類に収まり，そのために科学的違法行為規定ですべてが処理される．この問題に関して，主な当事者間で何年にもわたる対話を通じて，連邦政府はついに科学的違法行為の定義とその取り扱いに関する最終意思決定を下した．科学的違法行為の公式定義は以下の通りである（OSTP, 2000）．

「研究上の違法行為とは，研究の提案，実行，審査，あるいは研究結果の報告におけるでっち上げ，偽造，あるいは剽窃として定義される．

この中で研究とは，科学，工学および数学のあらゆる分野における基礎的，応用的および実演的研究など，すべてを含むものとして用いられている．この中には，経済学，教育学，言語学，医学，心理学，社会科学，統計学における研究，およびヒト被験者あるいは動物を使用する研究が含まれる．しかし，それらに限定したものではない．

でっち上げとは，データや結果を捏造し，それらを記録，あるいは報告することである．

偽造とは，研究材料，装置，あるいは方法をごまかすこと，あるいは変造すること，あるいは研究記録において，研究を正確に描写していない程度にまでデータあるいは結果を変更あるいは抹消することである．

剽窃とは，適切な出典を示すことなく，他人のアイディア，方法，結果，あるいは言葉を盗用することである」．

違法行為を処理するための必要な手続きは，各研究施設が研究を処理して，最終報告書を政府機関へ提出することである．国立衛生研究所（National Institute of Health, NIH）のような各政府機関は，とるべき手続きに代えて，詳細な将来計画をもつべきである．しかしながら，連邦規則には，たとえば国民の健康と安全のような国民の利益を保護するために，連邦政府機関は独自に調査を実施する権限をもっていると規定されている．このことは，ヒト被験者が参加する分野の研究が含まれていることを明確に意味するものである（詳細については Shamoo and Resnik, 2002 を参照のこと）．

NBAC 報告書および先頃の監察総監室報告書が注目してきたように，IRB にと

って大きな難問の1つは，莫大な量の仕事を直ちに処理していくことである．称賛に値するが，IRBの職員およびメンバーの両方に対する認定書および証明書の要求は，たとえそれが別種のものであったとしても，さらに大きな負担になることを意味している．そして有害事象をより効果的にそして効率的に処理するためには何の役にも立たないように思われる．しかしながら，それが結果的には，文書調査や意思疎通において性急な審査や不注意へとつながることがある．簡単にいえば，システムが機能しないときには，不正行為の誘因となる．これは，依頼による不正行為とは反対の，怠慢による不正行為であるとはっきりと考えることができる．それでもやはり，これはヒト被験者保護の崩壊を引き起こすことになる．

　この種の不正が法的定義に当てはまるものであるかないかに関係なく，この法令遵守に関連する事例において，法律を知らなかったことが，ずさんな仕事や，あるいは監督不十分であったことの正当化理由として，支持されたことはなかった．明らかに，不正データはある一面でしかない．しかし，他の面では，特に，たとえば，文書調査の不履行，あるいは不適切な品質保証または品質管理による不正行為は存在しないのであろうか．

　もっと穏やかな表現である「怠慢」がより典型的に当てはまるが，特に大学のメディカルセンターのIRBが閉鎖されるという継続的なうねりは，何かもっと強い表現の方が実際には適切であることを示唆しているのかもしれない．

　研究現場側からみると，資格をもち，訓練を積んだ研究者が不足していることに加えて，研究助成機関，企業の需要，および資金額が大きく増えたために，新しい不慣れな研究者の数が増え続けている．ひるがえって，これがIRBと研究現場との間のコミュニケーションにおける緊張を増大させている．コミュニケーション量が増えるにつれて，事務管理上の煩わしい問題や，作成ミスを起こす可能性を固定化させる文書が増えることである．そして，真の，すなわち意図的不正行為を引き起こすことになる．

　IRBの観点からみると，経験を積んだ研究者による意図的不正行為の中には，失効した医師免許から，正規に構成されていないIRBの選択（FDA Form 1572に指摘されているように研究者の責任になる）にまで及ぶIRBへの意識的な虚

偽情報の提出が含まれている．こうした状況における意図的でない不正行為の例として，研究スタッフ，特に無資格の研究スタッフに対する，不適切な責任委譲を挙げることができる．

繰り返すが，文書作成やコミュニケーションにおける過剰な事務負担が，手っ取り早い方法をとるとか，怠慢によって，意図しない「不正行為」を引き起こすことになる．単に拝金主義だけでなく，フラストレーションという人的要因が，意図しない不正行為はもちろんのこと，直接的に意図的不正行為をも引き起こすことがある．

不正行為と臨床研究企業が直面する重圧

臨床研究企業が直面している重圧を理解するために，きわめて重要な，2つの矛盾する国民感情がある．第一は，危険はもっと小さく，そしてもっと迅速に病気を治したいという国民の欲望である．これは，詐欺と起こり得る不正行為の問題に関連した複雑性と不安を増大させる企業と市場実体を無視することではない．

2001年のNBAC報告書の中で，最も注目すべき点の1つは，規制当局，治験依頼者，研究者，助成団体，およびIRB側だけでなく，「ヒト研究参加者」（「ヒト被験者」に代わる委員会の気に入った用語）側もまた責任を共有していることを強調した点である．NBAC委員会は，また適切であろうとなかろうと，「保護主義」の雰囲気が存在することも述べている．現在の政治環境であるとしても，これは国民にとって第二の二律背反である．つまり，一方では政府が個人の意思決定にはいっそう立ち入らないことを期待しながら，他方では政府によるいっそうの個人の保護を期待している．

こうした矛盾する国民感情が，不正行為を起こしやすくする環境をつくり出している．議論の要点は，門番的役割に係わっているIRBに集中している．しかしながら，IRBはそのための用意をしていないし，また能力も備えていない．

ヒト研究参加者保護の問題がますます国民の議論の最前線に出てくるにつれて，少なくとも倫理目的のために，不正行為の定義を刑事訴追法の狭い範囲以上

に拡大することが必要であろう．研究参加者の立場からすると，強制のような用語は，法的影響力だけでなく，倫理的影響力を含めた両方を意味するものである．

不正行為——倫理的意思決定モデルに向けて

NBAC 報告書は，不正行為を助長する環境の一部となっている煩わしさを乗り切ることを支援するために，「事務審査」をより広範に利用するべきであると勧告して，事務管理上の問題の重要性を強調している．そうすることによって，NBAC 委員たちは，重大な関心をもって，危険が最も小さい事例における保護の主要な形態と同様に，この種の審査を行う会合も開催している．

不正行為をさまざまな「視点」から考察することができる．すなわち，ある人は故意および無知の両極的な立場から説明するであろうし，別の人は（実際上，あるいはみかけ上の）利害の対立の立場から説明するかもしれない．さらに別の人は倫理および法律の立場から説明するかもしれない．どうすることが適切であるかを決めるには，これらの3つのすべてを考慮に入れる必要がある．

1. 故意か，無知か

関係した研究専門家たちの主要な意図は何か．行われていることが詐欺であるかもしれないという十分な認識はあるか．

2. 利害の対立

潜在的関心事（報酬，株保有権など）の動機が業務に影響を及ぼすものであることを研究専門家たちは考えているであろうか．潜在的関心事の動機を報道機関はどのように描写することであろうか．法律によって要求されていようと，あるいはなかろうと，研究専門家たちは公平な第三者団体に対して，情報を提出することに抵抗はないのであろうか．

3. 倫理と法律

重要事項に対する法律的見解はどうなっているか．特に，善行，公正，および人権の尊重のような，基本的倫理原則に関して，何が特別な倫理的配慮である

か.

4. 有害事象の報告

制度により，有害事象報告に関する監督の明確な方策と方法を定義して定着させるべきである．現時点では，FDA の有害事象報告の要件は，より明白で，コモンルールの下にある機関の要件よりもさらによく遵守されている（Shamoo, 2001）.

問 題 最も適切な答を選びなさい

1. 次の情報のうち，施設内審査委員会（IRB）が入手するべきものはどれか：
   a. 研究者はいくつの研究現場を監督することになるか
   b. 研究現場の患者の人種構成
   c. 研究者の医師免許
   d. 誰がインフォームドコンセントを取得するか
   e. 上のすべて

2. 入院患者で研究を実施する研究者が情報を提出する必要がある所は：
   a. 病院の IRB
   b. 研究者が職員となっている大学のメディカルセンターの IRB
   c. 治験依頼者の研究を審査している独立の中央 IRB
   d. 上のすべて
   e. 上のうちの1か所のみ

3. 研究者用の FDA Form 1572 の規定する責任は：
   a. 職員の監督
   b. IRB の選択
   c. 十分で，正しい記録の保存
   d. 上のすべて
   e. a と c のみ

4. 連邦法に規定があるのは：
   a. 研究者の責任
   b. 不正行為
   c. IRB による初期および継続審査
   d. a と c のみ
   e. a, b, および c

5. 不正行為となるものは：
   a. 倫理問題
   b. 法的問題
   c. 規制上の問題
   d. 上のすべて
   e. 上のうちのいずれか 2 つの組み合わせ

ケーススタディ

ケース 1　ある研究者が入院および外来患者が参加する研究を行っている．その研究は研究者が入院決定権をもつ病院で開始されることになっている．被験者が退院したときには，外来患者としてフォローされ引き続き研究に参加することになっている．病院は，郊外にあって大きな施設を擁しており，病院内の臨床試験に関与している一連の部局のために機能する臨床研究部門を初めとして，IRB をもっている．

　規制および倫理の立場から，IRB が適切な監督を確実に実行するために，あなたは研究者にどのような助言をするか．

ケース 2　ある研究者が大学のメディカルセンター（academic medical center, AMC）内で研究を行っている．彼女はいくつかの企業の研究を実施する個人診療所ももっている．ある特殊分野における著名な研究者でもあるので，彼女は企業の援助を受けた研究と，政府助成を受けた研究の両方を行っている．彼女の所

属しているAMCは，また企業援助を受けた研究も行っている．多数の問題を単純化するために，彼女はAMCにおける研究と個人診療所における研究を分けてきた．彼女は政府助成を受けた研究をAMCで行っている．他方，企業援助を受けた研究は個人診療所内で行っている．

あなたは，このやり方に，どのような当面の，あるいは潜在的問題があると考えるか．利害の対立に関して，IRBが特に高度な慎重さを要求すると考えられる強制の領域の問題は存在するか．

ケース3 素人の研究者（臨床研究の経験を積んでいない内科医に対する正式な用語）が，繁盛している診療所をもっており，臨床研究を行うことによってもっと繁盛させることを決心した．それに合わせて，その研究者は経験を積んだ研究コーディネーターを雇い，自分が研究に時間を割いている間は，別の内科医を連れて来て患者の応対をさせる計画である．残念ながら，適当な内科医をみつけるのは難しい問題となっている．そして新しい研究者はほとんど直ちに2つの研究にとりかかった．まるでワーカホリックのようになり，そして研究コーディネーターの能力を信じながら，彼は2つの研究を始めただけでなく，また第三の研究にとりかかりつつある．研究コーディネーターの母親が死去し，研究コーディネーターは葬儀と遺産分配に出席するために長期間にわたって州外へ出かけなければならなくなった．

あなたは，いくつほどの「落とし穴」に，この研究者は陥る可能性があると考えるか．あなたが彼に助言を頼まれた場合には，あなたはどのような助言をするか．

参 考 文 献

Food and Drug Administration (FDA) (1998) Information Sheets. Guidance for Institutional Review Boards and Clinical Investigators. Rockville, Maryland: FDA.

21 Code of Federal Regulations parts 50, 54, 56, 312, 314

National Bioethics Advisory Commission (NBAC) (2000) Ethical and

Policy Issues in Research Involving Human Participation. Rockville, Maryland: NBAC. Available at: http://www.bioethics.gov

Office of the Inspector General (2000a) Recruiting Human Subjects: Pressures in Industry-Sponsored Clinical Research. Available at: http://www.dhhs.gov/progorg/oei

Office of the Inspector General (2000b) Recruiting Human Subjects: Sample Guidelines for Practice. Available at:
http://www.dhhs.gov/progorg/oei

Office of Science and Technology (OSTP) (2000) Federal Register, vol. 65, 235. Available at: http://frwebgate.access.gpo.gov/cig

Shamoo AE (2001) Adverse events reporting – the tip of an iceberg. *Accountability Res.* 8, 197–218.

Shamoo AE & Resnik DB (2002) Textbook on Responsible Conduct of Research. New York: Oxford University Press (in press).

問 題 解 答

1章
1. d 2. e 3. e 4. a 5. b 6. b 7. d 8. b 9. e
10. c 11. e

2章
1. e 2. b 3. e 4. b 5. c 6. d 7. e

3章
1. e 2. b 3. d 4. b 5. e 6. d 7. e 8. e

4章
1. e 2. d 3. d 4. e 5. d

5章
1. c 2. c 3. e 4. d 5. d

6章
1. d 2. a 3. b 4. e 5. a

7章
1. e 2. c 3. b 4. a 5. d

8章
1. e 2. d 3. b 4. (1) a (2) b (3) e (4) d

10章
1. e 2. e 3. d 4. e 5. d

付　　録

ヘルシンキ宣言（日本医師会　訳）

ヒトを対象とする医学研究の倫理的原則

1964年 6月　フィンランド，ヘルシンキの第18回世界医師会（WMA）総会で採択
1975年10月　東京の第29回WMA総会で修正
1983年10月　イタリア，ベニスの第35回WMA総会で修正
1989年 9月　香港，九龍の第41回WMA総会で修正
1996年10月　南アフリカ共和国，サマーセットウエストの第48回WMA総会で修正
2000年10月　英国，エジンバラの第52回WMA総会で修正
2002年10月　米国，WMAワシントン総会で第29項目明確化のための注釈が追加

A. 序　　言

1. 世界医師会は，ヒトを対象とする医学研究に関わる医師，その他の関係者に対する指針を示す倫理的原則として，ヘルシンキ宣言を発展させてきた．ヒトを対象とする医学研究には，個人を特定できるヒト由来の材料及び個人を特定できるデータに関する研究を含む．

2. 人類の健康を向上させ，守ることは，医師の責務である．医師の知識と良心は，この責務達成のために捧げられる．

3. 世界医師会のジュネーブ宣言は，「私の患者の健康を私の第一の関心事とする」ことを医師に義務づけ，また医の倫理の国際綱領は，「医師は患者の身体的及び精神的な状態を弱める影響をもつ可能性のある医療に際しては，患者の利益のためにのみ行動すべきである」と宣言している．

4. 医学の進歩は，最終的にはヒトを対象とする試験に一部依存せざるを得ない研究に基づく．

5. ヒトを対象とする医学研究においては，被験者の福利に対する配慮が科学的及び社

会的利益よりも優先されなければならない．
6. ヒトを対象とする医学研究の第一の目的は，予防，診断及び治療方法の改善並びに疾病原因及び病理の理解の向上にある．最善であると証明された予防，診断及び治療方法であっても，その有効性，効率性，利用し易さ及び質に関する研究を通じて，絶えず再検証されなければならない．
7. 現在行われている医療や医学研究においては，ほとんどの予防，診断及び治療方法に危険及び負担が伴う．
8. 医学研究は，すべての人間に対する尊敬を深め，その健康及び権利を擁護する倫理基準に従わなければならない．弱い立場にあり，特別な保護を必要とする研究対象集団もある．経済的及び医学的に不利な立場の人々が有する特別のニーズを認識する必要がある．また，自ら同意することができないまたは拒否することができない人々，強制下で同意を求められるおそれのある人々，研究からは個人的に利益を得られない人々及びその研究が自分のケアと結びついている人々に対しても，特別な注意が必要である．
9. 研究者は，適用される国際的規制はもとより，ヒトを対象とする研究に関する自国の倫理，法及び規制上の要請も知らなければならない．いかなる自国の倫理，法及び規制上の要請も，この宣言が示す被験者に対する保護を弱め，無視することが許されてはならない．

B. すべての医学研究のための基本原則

10. 被験者の生命，健康，プライバシー及び尊厳を守ることは，医学研究に携わる医師の責務である．
11. ヒトを対象とする医学研究は，一般的に受け入れられた科学的原則に従い，科学的文献の十分な知識，他の関連した情報源及び十分な実験並びに適切な場合には動物実験に基づかなければならない．
12. 環境に影響を及ぼすおそれのある研究を実施する際には十分な配慮が必要であり，また研究に使用される動物の健康を維持し，または生育を助けるためにも配慮されなければならない．
13. すべてヒトを対象とする実験手続の計画及び作業内容は，実験計画書の中に明示されていなければならない．この計画書は，考察，論評，助言及び適切な場合には承認を得るために，特別に指名された倫理審査委員会に提出されなければならない．この委員

会は，研究者，スポンサー及びそれ以外の不適当な影響を及ぼすすべてのものから独立していることを要する．この独立した委員会は，研究が行われる国の法律及び規制に適合していなければならない．委員会は進行中の実験をモニターする権利を有する．研究者は委員会に対し，モニターのための情報，特にすべての重篤な有害事象について情報を報告する義務がある．研究者は，資金提供，スポンサー，研究関連組織との関わり，その他起こり得る利害の衝突及び被験者に対する報奨についても，審査のために委員会に報告しなければならない．

14. 研究計画書は，必ず倫理的配慮に関する陳述を含み，またこの宣言が言明する諸原則に従っていることを明示しなければならない．

15. ヒトを対象とする医学研究は，科学的な資格のある人によって，臨床的に有能な医療担当者の監督下においてのみ行われなければならない．被験者に対する責任は，常に医学的に資格のある人に所在し，被験者が同意を与えた場合でも，決してその被験者にはない．

16. ヒトを対象とするすべての医学研究プロジェクトは，被験者または第三者に対する予想し得る危険及び負担を，予見可能な利益と比較する注意深い評価が事前に行われていなければならない．このことは医学研究における健康なボランティアの参加を排除しない．すべての研究計画は一般に公開されていなければならない．

17. 医師は，内在する危険が十分に評価され，しかもその危険を適切に管理できることが確信できない場合には，ヒトを対象とする医学研究に従事することを控えるべきである．医師は，利益よりも潜在する危険が高いと判断される場合，または有効かつ利益のある結果の決定的証拠が得られた場合には，すべての実験を中止しなければならない．

18. ヒトを対象とする医学研究は，その目的の重要性が研究に伴う被験者の危険と負担にまさる場合にのみ行われるべきである．これは，被験者が健康なボランティアである場合は特に重要である．

19. 医学研究は，研究が行われる対象集団が，その研究の結果から利益を得られる相当な可能性がある場合にのみ正当とされる．

20. 被験者はボランティアであり，かつ十分説明を受けた上でその研究プロジェクトに参加するものであることを要する．

21. 被験者の完全無欠性を守る権利は常に尊重されることを要する．被験者のプライバシー，患者情報の機密性に対する注意及び被験者の身体的，精神的完全無欠性及びその

人格に関する研究の影響を最小限に留めるために，あらゆる予防手段が講じられなければならない．

22. ヒトを対象とする研究はすべて，それぞれの被験予定者に対して，目的，方法，資金源，起こり得る利害の衝突，研究者の関連組織との関わり，研究に参加することにより期待される利益及び起こり得る危険並びに必然的に伴う不快な状態について十分な説明がなされなければならない．対象者はいつでも不利益なしに，この研究への参加を取りやめ，または参加の同意を撤回する権利を有することを知らされなければならない．対象者がこの情報を理解したことを確認した上で，医師は対象者の自由意志によるインフォームド・コンセントを，望ましくは文書で得なければならない．文書による同意を得ることができない場合には，その同意は正式な文書に記録され，証人によって証明されることを要する．

23. 医師は，研究プロジェクトに関してインフォームド・コンセントを得る場合には，被験者が医師に依存した関係にあるか否か，または強制の下に同意するおそれがあるか否かについて，特に注意を払わなければならない．もしそのようなことがある場合には，インフォームド・コンセントは，よく内容を知り，その研究に従事しておらず，かつそうした関係からまったく独立した医師によって取得されなければならない．

24. 法的行為能力のない者，身体的もしくは精神的に同意ができない者，または法的行為能力のない未成年者を研究対象とするときには，研究者は適用法の下で法的な資格のある代理人からインフォームド・コンセントを取得することを要する．これらのグループは，研究がグループ全体の健康を増進させるのに必要であり，かつこの研究が法的能力者では代替して行うことが不可能である場合に限って，研究対象に含めることができる．

25. 未成年者のように法的行為能力がないとみられる被験者が，研究参加についての決定に賛意を表することができる場合には，研究者は，法的な資格のある代理人からの同意のほかさらに未成年者の賛意を得ることを要する．

26. 代理人の同意または事前の同意を含めて，同意を得ることができない個人被験者を対象とした研究は，インフォームド・コンセントの取得を妨げる身体的／精神的情況がその対象集団の必然的な特徴であるとすれば，その場合に限って行わなければならない．実験計画書の中には，審査委員会の検討と承認を得るために，インフォームド・コンセントを与えることができない状態にある被験者を対象にする明確な理由が述べられていなければならない．その計画書には，本人あるいは法的な資格のある代理人から，引き

続き研究に参加する同意をできるだけ早く得ることが明示されていなければならない．
27. 著者及び発行者は倫理的な義務を負っている．研究結果の刊行に際し，研究者は結果の正確さを保つよう義務づけられている．ネガティブな結果もポジティブな結果と同様に，刊行または他の方法で公表利用されなければならない．この刊行物中には，資金提供の財源，関連組織との関わり及び可能性のあるすべての利害関係の衝突が明示されていなければならない．この宣言が策定した原則に沿わない実験報告書は，公刊のために受理されてはならない．

C. メディカル・ケアと結びついた医学研究のための追加原則

28. 医師が医学研究をメディカル・ケアと結びつけることができるのは，その研究が予防，診断または治療上価値があり得るとして正当であるとされる範囲に限られる．医学研究がメディカル・ケアと結びつく場合には，被験者である患者を守るためにさらなる基準が適用される．
29. 新しい方法の利益，危険性，負担及び有効性は，現在最善とされている予防，診断及び治療方法と比較考量されなければならない．ただし，証明された予防，診断及び治療方法が存在しない場合の研究において，プラセボの使用または治療しないことの選択を排除するものではない．
30. 研究終了後，研究に参加したすべての患者は，その研究によって最善と証明された予防，診断及び治療方法を利用できることが保障されなければならない．
31. 医師はケアのどの部分が研究に関連しているかを患者に十分説明しなければならない．患者の研究参加の拒否が，患者と医師の関係を断じて妨げるべきではない．
32. 患者治療の際に，証明された予防，診断及び治療方法が存在しないときまたは効果がないとされているときに，その患者からインフォームド・コンセントを得た医師は，まだ証明されていないまたは新しい予防，診断及び治療方法が，生命を救い，健康を回復し，あるいは苦痛を緩和する望みがあると判断した場合には，それらの方法を利用する自由があるというべきである．可能であれば，これらの方法は，その安全性と有効性を評価するために計画された研究の対象とされるべきである．すべての例において，新しい情報は記録され，また適切な場合には，刊行されなければならない．この宣言の他の関連するガイドラインは，この項においても遵守されなければならない．

＊脚注：WMA ヘルシンキ宣言第 29 項目明確化のための注釈

WMA はここに，プラシーボ対照試験を行う際には最大限の注意が必要であり，また一般にこの方法は既存の証明された治療法がないときに限って利用するべきであるという立場を改めて表明する．しかしながら，プラシーボ対照試験は，たとえ証明された治療法が存在するときであっても，以下の条件のもとでは倫理的に行ってよいとされる．

- やむを得ず，また科学的に正しいという方法論的理由により，それを行うことが予防，診断または治療方法の効率性もしくは安全性を決定するために必要である場合．
- 予防，診断，または治療方法を軽い症状に対して調査しているときで，プラシーボを受ける患者に深刻または非可逆的な損害という追加的リスクが決して生じないであろうと考えられる場合．

ヘルシンキ宣言の他のすべての項目，特に適切な倫理，科学審査の必要性は順守されなければならない．

（http://med.or.jp/wma/helsinki02_j.html より転載）

参考となる主な法令，指針，行政機関の URL

医薬品の臨床試験の実施の基準に関する省令
　http://www.nihs.go.jp/dig/ich/efficacy/e6/e6.html
臨床研究に関する倫理指針
　http://www.mhlw.go.jp/topics/2003/07/tp0730-2a.html
ニュルンベルク綱領
　http://ohrp.osophs.dhhs.gov/irb/irb_appendices.htm#j5
ベルモント報告書
　http://ohrp.osophs.dhhs.gov/humansubjects/guidance/belmont.htm
厚生労働省
　http://www.mhlw.go.jp/
アメリカ食品医薬品庁
　http://www.fda.gov/
独立行政法人　医薬品医療機器総合機構
　http://www.pmda.go.jp/

索　引

あ 行

悪行をしない　11
アメリカ医師会倫理綱領　15
アリストテレス　7, 8
アルツハイマー病　98

移管契約書　43
意思決定機構　80
イニシアティブ　13
違法行為　130
医療機器治験届　38
インフォームドコンセント　9, 49

ウェルサム, E.　24

応用倫理　6
オフラベル　106
思いやり　7, 16

か 行

家族教育権とプライバシー法　110
監察総監室報告書　68, 83
監視計画　45
カント, I.　7
監督機関　73
監督の特別要因　119, 129
カント哲学　2, 7

勧誘条件　54

危害を加えない　2, 11
危険と利益　10
危険の分類　106
危険のレベル　56
議事規則　73
基準違反　124
規範倫理　5
キャプロン, A.　20
救命的治療　121
キリスト教　11
金銭情報開示　85
金銭的報酬　83

クリントン, B.　22

継続審査　35, 127
啓蒙主義　7
研究コーディネーター　52
研究デザイン　→研究プロトコール
研究における危険からの保護のための事務所　→OPRR
研究におけるヒト保護に関する勧告委員会　→NHRPAC
研究におけるヒト保護のための事務所　→OHRP
研究の整合性に関する事務所　130
研究プロトコール　52

研究用動物保護法　37
謙遜　7
権利章典（アメリカ合衆国）　6

行為能力　98
公衆衛生局　82
公正　2, 51
厚生教育省　67
厚生省　→DHHS
厚生省暫定ガイダンス　85
『広大な面積の皮膚』　116
公的義務　80
公平性　57
功利主義　8
功利説　2
国立衛生研究所　→NIH
個人データ　49
個人の尊厳　2
国家研究法　37
国家諮問委員会　9, 23, 35
国家生物倫理勧告委員会　→NBAC
コーディネーター　29
コモンルール　35, 96
コールセンター　58

さ 行

賛意　104, 106, 109

ジェファソン, T.　6
自主性　6, 51

——の尊重　9
自制　7
施設内審査委員会　→IRB
施設「保証」契約　37
自然権の原則　8
私的利害　80
自発的意思　53
自発的な同意　4
事務審査　134
事務的障害　123
遮蔽　41
自由意志論者　9
自由な選択権　115
受刑者　100, 114
守秘義務　49, 58
正直　7
小児　21, 100, 104
　——に対する特別保護　105
　——の同意　→賛意
承認取得手続き　119
消費者安全対策官室　45
食品医薬品庁　→FDA
叙述倫理　6
ジレンマ（道徳）　25
ジレンマ（倫理）　25
人格倫理　7
人権の尊重　2
信頼性　7

誠実　7
精神錯乱　98
精神疾患　98
精神障害　94
精神障害者　93
精神病患者　100
精神分裂病　→統合失調症
生徒の権利保護改正法　110
生物医学および行動研究におけるヒト被験者の保護に関する国家諮問委員会　→国家諮問委員会
生物医学研究　14
生物由来製品　44
生物倫理　45
世界医師会医学倫理委員会　54
責任回避　123
責任転嫁　123
善行　2, 10, 16, 51

躁うつ病　94
増進（福利の）　10

た　行

大うつ病　94
大学のメディカルセンター　→AMC
代替指標　129
大統領諮問委員会　94
代理同意　105
タスキギー実験　4
タスキギー梅毒研究　19, 22
単純多数決　73

治験依頼者　43
治験支援機関　74
治験施設支援機関　→SRO
治験届　38, 42
知的障害　98
痴呆　98
痴呆症　98
調剤ミス　123
治療的研究　21
チルドレス, J.F.　5

適応外　→オフラベル
データ安全性監視委員会　→DSMB

同意　51, 93
同意取得手続き　53
トウェイン, M.　14
統合失調症　12, 94
道徳　2
道徳義務　10
特殊事情委員会　→SSP
特別保護策　92
独立宣言（アメリカ合衆国）　8

な　行

ナチ　4

日米EU医薬品規制調和国際会議　→ICH
二分修辞法　81
ニュルンベルク軍事法廷　4
ニュルンベルク綱領　4, 22, 49, 93, 105
認知障害　95, 98
妊婦　100

は　行

配分公正　54
博愛　16
判断能力　9
判断能力障害　94
判断能力障害者　21, 87, 92, 99

被験候補者　10, 49
被験者　53
ビジョン　13
ビーチャー, H.　23
非治療的医療　20

非治療的研究　21
ヒト使用研究監視局　38
ヒト被験者　2
　——の権利と福利　77
ヒポクラテスの原則　6
ヒポクラテスの誓い　6
秘密保持　7
標準実施要領　77
非ランダム化　123
ヒレル　81

不安障害　94
父権主義　6
不正行為　133
不正行為（研究者の）　129
プライバシー　49, 58
『ブラック法典』　81
プラトン　7
プロトコール　19

ヘルシンキ宣言　21
ベルモント報告書　8, 23, 94
ベンサム, J.　8

放射線照射実験　19
報酬（被験者への）　55
法定代理人　105
法定年齢　105
法的後見人　53
法的同意能力　104
保険給付　70
ボーシャン, T.L.　5
保証　35
補償の種類　57

ま　行

マディソン, J.　6
未知副作用　44

ミル, J.S.　8
ミルグラム服従研究　22

免除　41
免責　53

盲検性の破壊　124

や　行

有害事象　→ AE
有害事象監査　77
有害事象報告　135
勇気　7
ユダヤ教　11

ら　行

ラッセル, B.　11

リアリズム　17
利害関係者　26
利害の対立　80
　——の回避　9, 12
　——（IRB と）　82
　——（NBAC と）　87
利害の対立委員会　86
リード, W.　20
理論倫理　5
リンカーン, A.　15
臨床研究者による資産開示　42
臨床研究組織　→ CRO
倫理　13
倫理原則　2
倫理指針　53
倫理指導力　13
倫理ジレンマ　7
倫理的意思決定　19, 24
倫理分析　27
倫理摩擦　25

連邦刑務局　117
連邦広域保証　→ FWA

ロック, J.　6, 8

欧　文

AE　41
AMC　136

CRO　43

DHHS　35, 39, 85
DSMB　45

FDA　35, 41, 85, 105
FWA　35, 39

ICH　42
IRB　10, 35, 66, 73

NBAC　24, 37, 87, 92, 97
NHRPAC　87
NIH　3, 82

OHRP　38
OPRR　37, 88

SRO　43, 74
SSP　87, 92

訳者略歴

川島紘一郎（かわしまこういちろう）
1941年　静岡県に生まれる
1971年　東京大学大学院薬学系研究科
　　　　博士課程修了
現　在　共立薬科大学薬理学教室教授
　　　　薬学博士

平井俊樹（ひらいとしき）
1947年　静岡県に生まれる
1972年　東京大学大学院薬学系研究科
　　　　修士課程修了
1998年　厚生省医薬安全局審査管理課長
現　在　（財）日本薬剤師研修センター
　　　　専務理事

斉藤和幸（さいとうかずゆき）
1959年　石川県に生まれる
1984年　北陸大学薬学部卒業
現　在　（独）医薬品医療機器総合機構
　　　　主任専門員

臨床倫理学

2004年6月10日　初版第1刷

定価はカバーに表示

訳　者　川　島　紘一郎
　　　　平　井　俊　樹
　　　　斉　藤　和　幸
発行者　朝　倉　邦　造
発行所　株式会社　朝倉書店
　　　　東京都新宿区新小川町6-29
　　　　郵便番号　162-8707
　　　　電話　03(3260)0141
　　　　FAX　03(3260)0180

〈検印省略〉

© 2004〈無断複写・転載を禁ず〉　　　教文堂・渡辺製本

ISBN 4-254-30080-8　C 3047　　　Printed in Japan

前北里大 宮原英夫・国立保健医療科学院 丹後俊郎編

医学統計学ハンドブック

12099-0 C3041　　　　A5判 720頁 本体28000円

自分の研究テーマ遂行のための研究デザインがよくわからない；手もとにあるデータを解析したいのだがその方法と限界を知りたい；英語の論文に出てくる統計用語がわからない；統計解析の結果を英語でどう表現するのか；医学・生物統計学を基礎から勉強したい――このような人達のために役立つハンドブック。〔内容〕統計学的アプローチの方法／分野別の実験・調査デザインと統計解析（動物実験／臨床試験／臨床検査／医療情報学他）／医学統計学の数理／ソフトウェアと英語表現

前北里大 宮原英夫・北里大 白鷹増男著

医　学　統　計　学

12085-0 C3041　　　　A5判 216頁 本体3600円

医学・薬学・歯学・生物学を専攻する大学1, 2年の学生を対象に、高校の確率・統計の基礎知識を必要としないレベルでこの領域でよく使われる基本的な手法を、関連する統計的な考え方と共に実例を用いてわかりやすく丁寧に解説した入門書

◈ 医学統計学シリーズ ◈

データ統計解析の実務家向けの「信頼でき，真に役に立つ」シリーズ

国立保健医療科学院 丹後俊郎著
医学統計学シリーズ 1

統　計　学　の　セ　ン　ス
―デザインする視点・データを見る目―

12751-0 C3341　　　　A5判 152頁 本体2900円

データを見る目を磨き，センスある研究を遂行するために必要不可欠な統計学の素養とは何かを説く。〔内容〕統計学的推測の意味／研究デザイン／統計解析以前のデータを見る目／平均値の比較／頻度の比較／イベント発生までの時間の比較

国立保健医療科学院 丹後俊郎著
医学統計学シリーズ 2

統　計　モ　デ　ル　入　門

12752-9 C3341　　　　A5判 256頁 本体4000円

統計モデルの基礎につき，具体的事例を通して解説。〔内容〕トピックスI～IV／Bootstrap／モデルの比較／測定誤差のある線形モデル／一般化線形モデル／ノンパラメトリック回帰モデル／ベイズ推測／Marcov Chain Monte Carlo法／他

長崎大 中村　剛著
医学統計学シリーズ 3

Cox比例ハザードモデル

12753-7 C3341　　　　A5判 144頁 本体2800円

生存予測に適用する本手法を実際の例を用いながら丁寧に解説する〔内容〕生存時間データ解析とは／KM曲線とログランク検定／Cox比例ハザードモデルの目的／比例ハザード性の検証と拡張／モデル不適合の影響と対策／部分尤度と全尤度

国立保健医療科学院 丹後俊郎著
医学統計学シリーズ 4

メタ・アナリシス入門
―エビデンスの統合をめざす統計手法―

12754-5 C3341　　　　A5判 232頁 本体3800円

独立して行われた研究を要約・統合する統計解析手法を平易に紹介する初の書〔内容〕歴史と関連分野／基礎／代表的な方法／Heterogenietyの検討／Publication biasへの挑戦／診断検査とROC曲線／外国臨床試験成績の日本への外挿／統計理論

国立保健医療科学院 丹後俊郎著
医学統計学シリーズ 5

無　作　為　化　比　較　試　験
―デザインと統計解析―

12755-3 C3341　　　　A5判 216頁 本体3600円

〔内容〕RCTの原理／無作為割り付けの方法／目標症例数／経時的繰り返し測定の評価／臨床的同等性・非劣性の評価／グループ逐次デザイン／複数のエンドポイントの評価／ブリッジング試験／群内・群間変動に係わるRCTのデザイン

北里大 池田憲昭編著

医療系のコンピュータ演習

12138-5 C3041　　　　A5判 144頁 本体2700円

Windows, Word, Excel, Visual Basic, インターネットなどの実際を演習を通して学ぶ入門書。〔内容〕概論／文書処理／表計算ソフトウェア／プログラミング入門／通信の手段としてのコンピュータ／データ表現／病院情報処理概説

杏林大 吉田　聡著
医 学 英 語 入 門
30069-7　C3047　　　　Ａ５判 208頁 本体2900円

医学部をはじめ、医療・保健・看護系学生のための、医学分野の英語に習熟するためのテキスト。定型的表現による基本文例（解説付）、文法演習、表現演習、Pattern Usage Drill、専門用語解説、Question Boxなどにより多角的に学習できる

B.ハリスン・J.P.バロン・小林ひろみ・
ハリスン英子編著
医学英語コミュニケーション１
　　　　　―論文の書き方 基礎編―
36246-3　C3347　　　　Ａ５判 160頁 本体2900円

医学領域において英語を適切に使用してコミュニケーションを図るためのコツ。〔内容〕インターネットでの情報検索／原著論文／生物医学雑誌への投稿に関する統一規定／抄録／症例報告、総説、書評／速報、編集長への手紙、ブリーフレポート

B.ハリスン・J.P.バロン・小林ひろみ・
ハリスン英子編著
医学英語コミュニケーション２
　　　　　―論文の書き方 応用編―
36247-1　C3347　　　　Ａ５判 176頁 本体3200円

医学領域において英語を適切に使いコミュニケーションを図るためのコツ。〔内容〕パラグラフの構造／論文を読みやすくするために／適切な表現の使い方／犯しやすいミス、間違いやすい表現／統計の使い方／臨床研究における統計報告のしかた

B.ハリスン・J.P.バロン・小林ひろみ・
ハリスン英子編著
医学英語コミュニケーション３
　　　　　―投稿と発表―
36248-X　C3347　　　　Ａ５判 176頁 本体3200円

〔内容〕図表の書き方／原稿の最終チェック／文献引用のしかた／投稿する雑誌の選び方／ピアレビューとインパクトファクター／手紙の書き方／レフリーへの質問、対応／校正／人間関係、人脈／学会参加／口頭発表／ポスターセッション、など

筑波大 椿　広計・国立保健医療科学院 藤田利治・
京大 佐藤俊哉編
これからの 臨 床 試 験
　　　―医薬品の科学的評価―原理と方法―
32185-6　C3047　　　　Ａ５判 192頁 本体3500円

国際的な視野からの検討を加え、臨床試験の原理的・方法的側面の今日的テーマを網羅した意欲作。〔内容〕Ｐコントロール／人体実験から臨床試験へ／用量反応情報／全般的な臨床評価／ITT解析／多施設臨床試験／代替エンドポイント／他

◆ 内科学エッセンス〈全４巻〉 ◆
認定内科医試験のための要点整理に

北里大 西元寺克禮・藤田学園大 山本纊子編
内 科 学 エ ッ セ ン ス １
　　　―消化器系、肝・胆・膵、神経系―
36241-2　C3347　　　　Ｂ５判 336頁 本体5300円

〔内容〕[消化器系]消化管の解剖・生理・病態生理／消化管疾患診断手技／食道疾患／胃・十二指腸疾患／小腸・大腸・肛門疾患／横隔膜・腹膜・腹壁疾患／肝・胆・膵疾患[神経系]構造／機能／症候／検査／脳血管障害／変性疾患／他

北里大 村松　準・日大 澤田海彦編
内 科 学 エ ッ セ ン ス ２
　　　―循環系, 血液―
36242-0　C3347　　　　Ｂ５判 312頁 本体5300円

〔内容〕[循環系]構造と機能／症状／治療／胸部X線／心電・心音・心機図／超音波／RI・CT・NMR／カテーテル／心不全／弁膜症／心内膜炎／心疾患／心筋症／他[血液]赤血球系・白血球系・出血性疾患／造血器腫瘍／輸血学／他

昭和大 鈴木　一・順天堂大 橋本博史編
内 科 学 エ ッ セ ン ス ３
　　　―呼吸器系, 感染症, 膠原病・リウマチ, 他―
36243-9　C3347　　　　Ｂ５判 276頁 本体5300円

〔内容〕[呼吸器系]構造と機能／症候と病態生理／治療／検査／感染・閉塞性疾患／腫瘍／他[感染症]ウイルス／細菌／寄生虫／他[膠原病・リウマチ・アレルギー性疾患]免疫異常／リウマチ／炎症／アレルギーの症候・診断・治療／他

前東海大 阿部好文・マリアンナ医大 大和田滋編
内 科 学 エ ッ セ ン ス ４
　　　―内分泌・代謝, 腎・尿路系―
36244-7　C3347　　　　Ｂ５判 256頁 本体5300円

〔内容〕[内分泌・代謝]構造と機能／病因・病態／症候と病態生理／検査法／下垂体疾患／甲状腺／副甲状腺／副腎皮質・髄質／他[腎・尿路系]構造と機能／症候／再像診断／腎生検／水・電解質代謝／糸球体／腎障害／尿細管／腎不全／他

前東大 杉本恒明・東大 小俣政男・順天大 水野美邦 総編集

内　科　学（第8版）

32202-X C3047　　B 5 判　2344頁　本体28500円
32203-8 C3047　　B 5 判（5分冊）本体28500円

カラーで読む『内科学』。内科学の最もスタンダードな教科書・専門書としてゆるぎない評価を受けている定本が全面カラー化でさらに見やすいレイアウトを実現。最新の知見に基づき内容を一新した決定版。携帯に便利な分冊版（分売不可）あり。〔内容〕総論：遺伝・免疫・腫瘍・加齢・心身症・環境・中毒・医原性疾患／症候学／治療学：移植・救急／感染症・寄生虫／循環器／血圧／呼吸器／消化管・膵・腹膜／肝・胆道／リウマチ・アレルギー／腎／内分泌／代謝・栄養／血液／神経／他

前東大 杉本恒明・東大 小俣政男 総編集

内 科 鑑 別 診 断 学（第2版）

32196-1 C3047　　B 5 判　712頁　本体19000円

症状をどのように分析し，正しい診断にいたるかという立場にたって解説。〔内容〕全身症状／体型・発育の異常／四肢の異常／耳・鼻・口腔の異常／眼の異常／頸部の異常／胸・背部の異常／腹部の異常／腰部の異常／血圧の異常／他

高野健人・伊藤洋子・河原和夫・川本俊弘・
城戸照彦・中谷陽二・中山健夫・本橋　豊 編

社　会　医　学　事　典

30068-9 C3547　　B 5 判　420頁　本体13000円

現在の医療の状況を総合的に把握できるよう，社会医学において使用される主要な用語を見開き2頁で要領よく解説。衛生学・公衆衛生学・法医学・疫学・予防医学・環境医学・産業医学・医療情報学・保健計画学・地域保健学・精神衛生学などを包括したものである社会医学の内容を鮮明に描き，社会医学内の個々のジャンルの関連性，基礎医学・臨床医学との接点，境界領域の学際的知見をも解説。医療・看護・介護・保健・衛生・福祉分野の実務者・関係者，行政担当者の必携書

慶大 池田康夫・慶大 日比紀文・埼玉医大 鈴木洋通 編

内 科 実 地 診 療 必 携

32183-X C3047　　B 6 判　448頁　本体6500円

研修医から臨床医まで，実地診療における必須項目を重点的に取り上げた治療の具体的指針。〔内容〕食事／輸液・輸血／抗生物質／救急治療／生活習慣病／各疾患（循環器・呼吸器・消化器・腎・内分泌・神経・血液・リウマチ）

前東薬大 宮崎利夫・前北里大 朝長文彌 編

薬　の　事　典

10178-3 C3540　　A 5 判　804頁　本体20000円

近年，効果的な新薬が次々に開発され，薬物の治療への貢献は多大なものがある。反面，適正使用を欠いた結果として薬害を引き起こし，社会問題ともなっている。本書は，総論で"薬"の歴史から区分，働き，安全性など，各論で各疾患別の治療薬を解説し，薬学・医療関係者だけでなく，広く一般の人々にも理解できる"薬"の総合事典である。〔内容〕薬の成立ち／区分／認可・規制・流通／働きと副作用／安全性と薬害／心臓と血管に働く薬，抗癌剤など各疾患別治療薬

日本ビタミン学会 編

ビ タ ミ ン の 事 典

10142-2 C3540　　A 5 判　544頁　本体20000円

ビタミンは長い研究の歴史をもっているが，近年の健康志向とあいまって，新しい視点から注目されるようになり，一種のブームともなっている。こうした現状を踏まえ，最新の知見を取り入れ，ビタミンのすべてを網羅した総合事典。〔内容〕ビタミンA／カロテノイド／ビタミンD／ビタミンE，K，B_1，B_2，B_6／ナイアシン／パントテン酸／葉酸／ビオチン／ビタミンB_{12}／関連化合物（ユビキノン，ビオプテリン，イノシトール，コリン，ピロロキノリンキノン）

上記価格（税別）は 2004 年 5 月現在